Rahul Shah
Pooja Mishra

Avanços em procedimentos cirúrgicos de implantes

Rahul Shah
Pooja Mishra

Avanços em procedimentos cirúrgicos de implantes

Procedimentos cirúrgicos de implantes

ScienciaScripts

Imprint

Any brand names and product names mentioned in this book are subject to trademark, brand or patent protection and are trademarks or registered trademarks of their respective holders. The use of brand names, product names, common names, trade names, product descriptions etc. even without a particular marking in this work is in no way to be construed to mean that such names may be regarded as unrestricted in respect of trademark and brand protection legislation and could thus be used by anyone.

Cover image: www.ingimage.com

This book is a translation from the original published under ISBN 978-620-7-64093-5.

Publisher:
Sciencia Scripts
is a trademark of
Dodo Books Indian Ocean Ltd. and OmniScriptum S.R.L publishing group

120 High Road, East Finchley, London, N2 9ED, United Kingdom
Str. Armeneasca 28/1, office 1, Chisinau MD-2012, Republic of Moldova, Europe
Printed at: see last page
ISBN: 978-620-7-63513-9

"AVANÇOS NOS PROCEDIMENTOS CIRÚRGICOS DE IMPLANTES"

Dr. Rahul Shah

Índice

INTRODUÇÃO

No que diz respeito à substituição de dentes perdidos, as próteses removíveis são utilizadas para tratar casos em que se regista uma perda dentária extensa ou uma reabsorção alveolar significativa e em que há vantagens na sua relativa simplicidade de fabrico e substituição.[1] As próteses fixas são normalmente menos versáteis e mais dispendiosas, mas têm vantagens relacionadas com a sua estabilidade e volume reduzido. Nas restaurações fixas, é necessário reduzir o dente saudável adjacente para estabilizar as próteses. Isto causa perda de estrutura dentária e reduz a vida útil do dente adjacente. Para restaurar o dente em falta, era necessária outra modalidade de tratamento que não causasse danos a qualquer outro dente e às estruturas subjacentes.[2] Deveria também proporcionar estabilidade às próteses, executar a função mastigatória até perto dos limites normais, proporcionar um conforto adequado e ser esteticamente agradável para o paciente.[3]

ᵗʰPara atingir estes objectivos, muitos cientistas tentaram implantar diferentes materiais na superfície do osso ou no interior do osso no início do século XX, mas tudo isto se revelou inconclusivo até à descoberta acidental do fenómeno da osseointegração {os (osso) integração (crescer)} pelo Prof. Branemark. Isto levou à génese do conceito de implantes dentários. O desenvolvimento do conceito de osseointegração revolucionou o campo da implantologia dentária e, atualmente, a colocação de implantes é uma opção viável no tratamento do edentulismo parcial e total e tornou-se uma faceta integral da terapia periodontal.

Os implantes são melhores do que as restaurações tradicionais, uma vez que permitem uma função muscular normal, estimulam o osso e mantêm a sua dimensão de uma forma semelhante à dos dentes naturais saudáveis, tendo uma melhor capacidade funcional. Para além disso, as restaurações suportadas por implantes são posições em relação à função, estética e fala e não em zonas neutras de suporte de tecidos moles. Os tecidos moles dos pacientes desdentados são sensíveis devido ao efeito do adelgaçamento da mucosa, da diminuição do fluxo salivar e de próteses instáveis ou não retentivas.

A restauração retida por implantes não necessita de suporte de tecidos moles e melhora o conforto oral. A fala é frequentemente comprometida com próteses suportadas por tecidos moles porque a língua e a musculatura perioral podem estar comprometidas para limitar o movimento da prótese mandibular. A prótese sobre implantes é estável e retentiva sem esforço da musculatura. O objetivo a longo prazo da terapia com implantes é prevenir ou travar a progressão da doença e conseguir um local de implante sustentável.[4]

A acumulação de placa bacteriana e de cálculo à volta dos implantes dentários conduz à mucosite peri-implantar ou peri-implantite, que são consideradas complicações pós-operatórias dos tecidos moles associadas à colocação de implantes. A "peri-implantite" pode ser distinguida da "mucosite peri-implantar" na medida em que a primeira é definida como "uma reação inflamatória com perda de osso de suporte nos tecidos que rodeiam um implante funcional" (1º Workshop Europeu de Periodontologia), enquanto a segunda envolve uma inflamação reversível localizada apenas nos tecidos moles. A peri-implantite pode apresentar alguns ou todos os seguintes sintomas: hemorragia à sondagem, aumento da profundidade da bolsa de sondagem, mobilidade, supuração e dor.[5]

É necessário um tratamento regular para manter a saúde peri-implantar e contribuir para o sucesso a longo prazo. A remoção de depósitos de placa bacteriana e de cálculo dos implantes dentários de titânio com procedimentos e instrumentos originalmente concebidos para a limpeza de dentes naturais ou raízes pode causar alterações importantes na delicada camada de óxido de titânio. Os procedimentos utilizados para desbridar o implante dentário devem remover os depósitos microbianos sem alterar a superfície do implante e, consequentemente, afetar negativamente a biocompatibilidade.

Os procedimentos e instrumentos podem afetar a interface implante-tecido mole de várias formas. A alteração da topografia da superfície através da rugosidade da superfície pode aumentar a formação de cálculo e de placa bacteriana. Os riscos, cortes ou goivas resultantes podem também causar defeitos na camada de óxido de titânio. Estes defeitos reduzem a resistência à corrosão do titânio. A corrosão e os resíduos mecânicos do titânio podem acumular-se nos tecidos circundantes ou mesmo em órgãos distantes, como os pulmões ou o baço. Os vestígios do material da cureta que permanecem na superfície podem causar a sua contaminação. A re-aderência do tecido mole à volta da área do implante transgengival deve ocorrer após a eliminação da placa bacteriana.

A regeneração consiste na adsorção de macromoléculas biológicas na superfície do implante, na migração, fixação e divisão das células dos tecidos e na sua orientação em relação à superfície do implante e à sua microestrutura. O tratamento da mucosite/periimplantite peri-implantar envolve o desbridamento mecânico, a terapia anti-séptica, a terapia antibiótica, a terapia regenerativa ou ressectiva, ou a combinação de todas as medidas mencionadas, ou seja, a Terapia de Suporte Interceptiva Cumulativa[6] . Assim, para manter um implante dentário funcional durante um período de tempo mais longo, deve ser aconselhado um plano de manutenção periódica.

Revisão da literatura

O primeiro trabalho escrito em inglês sobre medicina dentária foi escrito por Charles Allen em 1687. Descreveu a substituição bem sucedida de um dente no mesmo doente que o tinha perdido. Com algumas alterações no tratamento, a substituição continua a ser uma prática comum atualmente. Allen também discutiu o transplante, mas não gostava de "extrair" um dente de uma pessoa para o colocar noutra. Dizia que isso era desumano, uma vez que uma pessoa continuava a ficar sem um dente. Chamou-lhe *"roubar a Pedro para pagar a Paulo"*. A sua ideia era que deveria ser utilizado um dente de um cão, de um babuíno ou de uma ovelha. Acreditava também que o transplante dentário e o tratamento dentário deviam ser efectuados por alguém com conhecimentos de anatomia e de medicina dentária.[7]

Na Europa, a referência mais antiga a um implante na literatura moderna surgiu numa obra francesa publicada em 1809. **J. Maggiolo,** um dentista da Universidade de Nancy, França, publicou o seu livro, Le Manuel de l'Art du Dentiste. No seu livro, descreveu o seu implante e a forma de o colocar. Fez o seu implante em forma de raiz de dente em ouro de 18 quilates. Tinha três dentes na extremidade para o manter no lugar no osso. O implante era forçado a entrar no osso e os dentes mantinham-no no lugar. Em seguida, podia ser fabricada uma coroa em porcelana e fixada à raiz com um pilar que se encaixava num orifício na secção da raiz do implante.[3]

Com os avanços nas técnicas cirúrgicas anti-sépticas em meados de 1800, abriu-se a porta para a experimentação de melhores formas de implantes não odontogénicos (sem dentes).

No final do século XIX, os dentistas de ambos os lados do Atlântico estavam a experimentar implantes feitos de coisas como dentes extraídos (humanos e animais) e chumbo. Também no final do século XIX, **Berry** fabricou implantes em forma de raiz a partir de chumbo. Depois, podiam ser acrescentadas coroas a estas raízes. **Pajme** utilizou raízes de prata para implantes e, algumas semanas mais tarde, adicionou coroas de porcelana. **Bonwill** utilizava ouro ou metal irídio para o implante.

Depois, podem ser utilizados para a substituição de um único dente ou como suporte para próteses completas.[5]

Em 1886, **Harris** criou um encaixe artificial no osso. De seguida, colocou um pilar de porcelana com um revestimento de chumbo metálico rugoso no alvéolo. A rugosidade do metal servia para ajudar na retenção. Foi montada uma coroa de porcelana no topo. Este implante durou 27 anos. No mesmo ano, **Edmunds** tornou-se a primeira pessoa nos EUA a implantar um disco de platina no maxilar, ao qual foi fixada uma coroa de porcelana. Demonstrou-o na First District Dental Society de Nova Iorque. Em 1887, **Harris** tentou efetuar o mesmo procedimento com um pilar de platina, em vez de um pilar de ouro.[7]

Com o desenrolar da primeira metade do século XX, os inovadores da medicina dentária continuaram a procurar materiais e desenhos que sobrevivessem mais do que um breve período após a implantação. Em 1905, **Scholl** implantou uma raiz de porcelana ondulada e montou uma coroa de porcelana sobre ela. Utilizou um sistema de estabilização inteligente; a sua coroa tinha dois fios que se projectavam para fora dela. Estes fios eram encaixados em obturações frescas colocadas nos dentes de cada lado. Isto estabilizaria o implante até que o osso pudesse crescer à sua volta.[5]

Em 1937, **o Dr. Strock** colocou os primeiros implantes orais com algum sucesso na Universidade de Harvard. Strock publicou um artigo sobre os efeitos fisiológicos da liga de cobalto-crómio-molibdénio (Vitallium) no osso e, assim, colocou uma série de implantes de Vitallium em animais de teste e em seres humanos. Estes implantes foram imediatamente implantados após a extração de um dente e não foram registadas quaisquer complicações ou reacções pós-operatórias indesejáveis. As secções histológicas dos animais de teste mostraram uma notável tolerância dos tecidos aos implantes de Vitallium. Acompanhou alguns dos seus pacientes com sucesso durante mais de quinze anos, até ao seu falecimento. Certos tipos de implantes utilizados atualmente ainda são frequentemente moldados em Vitallium.[7]

Em 1941, um médico sueco chamado **Gustav Dahl** colocou uma estrutura metálica abaixo do periósteo; as extensões verticais sobressaíam através da gengiva, ou seja, o primeiro implante subperiosteal. Um implante subperiosteal é uma estrutura de implante que cobre quase toda a superfície oclusal (superfície de mastigação) dos ossos da maxila ou da mandíbula sob o tecido mole, incluindo o periósteo. Estes implantes assentam sobre o osso e não são colocados no osso, pelo que não crescerá osso novo à sua volta. Têm quatro a seis pilares que sobressaem através da gengiva, depois de concluída a sutura. Uma prótese total pode então ser fixada nestes pilares.[7]

Impressionados com este trabalho, dois dentistas americanos de Providence, **R.I., Aaron Gershkoff e Norman Goldberg**, em 1948, trouxeram a técnica de colocação de implantes subperiosteais para os Estados Unidos, um feito que atraiu a atenção de outros dentistas americanos. Em 1951, 30 dentistas reuniram-se em St. Louis para formar a American Academy of Implant Dentures (mais tarde conhecida como American Academy of Implant Dentistry).[3]

No final dos anos 50, **o Dr. Per-Ingvar Branemark**, um cirurgião ortopédico sueco, estava envolvido numa investigação que estudava a atividade da medula óssea. Ele e os outros investigadores estavam a utilizar pequenas câmaras implantadas em orelhas de coelho para estudar o que é conhecido como "microscopia vital". O Dr. Branemark fez a sua própria versão da câmara em titânio, em vez do metal utilizado nas câmaras originais. Implantou as suas câmaras no fémur de um coelho. Quando foi buscar as câmaras passados alguns meses, para seu grande aborrecimento, não as conseguiu retirar. O osso tinha crescido à volta das câmaras de tal forma que estas não podiam ser separadas do osso. Só se apercebeu do que tinha descoberto em 1960, quando foi trabalhar para a Universidade de Gotemburgo, na Suécia. Continuou a estudar o osso, os tecidos moles e o fluxo sanguíneo em humanos e cães. Colocou implantes de titânio de todas as formas e tamanhos em ossos de cães beagle. Observou que o titânio não tinha reacções adversas no osso ou nos tecidos moles. De facto, os implantes estavam tão firmemente em contacto com o osso que se tornavam imóveis.[8]

Nos anos que se seguiram, Brânemark e a sua equipa prosseguiram esta visão em várias frentes. Conceberam parafusos de titânio e inseriram-nos nos maxilares de cães beagle, estudando as condições necessárias para conseguir uma ligação sólida entre o osso e o metal. Estudaram os processos biomoleculares que ocorrem quando o titânio é colocado num tecido vivo. À medida que esta compreensão avançava, Brânemark considerou necessário cunhar um novo termo para se referir ao crescimento do osso nos fios e fendas do titânio. Finalmente, decidiu-se por "osseointegração", derivado das palavras latinas os (osso) e integro (renovar).[5]

Em 1965, a equipa sueca sentiu-se preparada para aplicar as suas descobertas a doentes humanos. Embora tivessem planeado inicialmente trabalhar com cirurgias de articulações do joelho e da anca, escolheram como primeiro paciente humano um homem de 34 anos que tinha nascido com o queixo e a mandíbula deformados. Brânemark inseriu quatro acessórios de titânio na mandíbula do homem e, vários meses depois, utilizou os acessórios como base para um conjunto fixo de dentes falsos. Os acessórios sobreviveram, a vida do paciente foi transformada e Brânemark decidiu desenvolver mais técnicas para lidar com a reabilitação dentária.

A primeira utilização de implantes (a que o Dr. Brânemark chamou originalmente "fixações") para suportar próteses dentárias foi efectuada em cães beagle. O seu primeiro paciente humano foi um homem de 34 anos. O doente recebeu quatro implantes de titânio na sua mandíbula. Após um período de cicatrização de vários meses, foi feita uma prótese não removível que se fixou aos implantes. Mais de trinta anos depois, o paciente ainda está a funcionar com este aparelho.[8]

Por volta da mesma altura, um dentista americano estava a criar o primeiro implante dentário do tipo parafuso utilizado nos EUA. **O Dr. Linkow** concebeu o "VentPlant" em 1963. Este foi o primeiro implante auto-roscante, ou auto-roscante, inventado. Tinha um design semelhante a uma gaiola aberta que entrava primeiro no osso, com algumas roscas num corpo sólido na parte superior. Utilizou liga de crómio-cobalto ou aço inoxidável para os seus primeiros implantes. Após os resultados de Brânemark, mudou o seu material de eleição para o titânio. A planta de ventilação não era útil quando a quantidade de osso era limitada.[6]

Para efeitos de osso limitado, o Dr. **Linkow** inventou, nos anos 70, o **implante de lâmina**. Este desenho tinha uma lâmina longa e fina que seria colocada cirurgicamente numa ranhura no osso. Projetando-se para fora da lâmina, havia um pilar onde poderia ser colocada uma coroa ou um acessório para uma prótese. Em 1966, **Linkow** introduziu o implante de lâmina endóssea que foi apoiado e defendido por **Roberts (1967) e Cranin e Dennison (1970)**. O **implante de lâmina endóssea**, introduzido independentemente em 1967 por **Leonard Linkow** e **Ralph e Harold Roberts**, também provou ser uma forma muito viável de tratamento de pacientes no que respeita à reconstrução com implantes. Para os casos em que o osso era limitado, **Linkow** criou mais tarde um implante de lâmina que acabou por se tornar o desenho de implante mais utilizado na década de 1970. Em 1970, **Roberts e Roberts** introduzem o sistema de implante de estrutura do ramo.[8]

Na Suíça, o Dr. Andre Schroeder, presidente da Universidade de Berna, demonstrou o crescimento de osso em implantes endósseos ocos pulverizados com plasma de titânio. Ao mesmo tempo, o Professor Willi Schulte, da Universidade de Tübingen, na Alemanha, relatou o sucesso da colocação imediata de implantes de carbono vítreo após a extração dentária. O trabalho com este desenho acabaria por conduzir ao implante Frialit-2.[8]

TIPOS DE IMPLANTES

Implante é o material inserido ou enxertado num tecido. O implante dentário pode ser definido como um dispositivo especialmente concebido para ser colocado cirurgicamente dentro ou sobre o osso mandibular ou maxilar como meio de substituição dentária; endosteal (endósseo); eposteal (subperiosteal); transosteal (transósseo) (ADA GLOSSARY OF TERMS 2009).

Com base na forma[9] :

1. *Subperiosteal*

   a)   Completo

   b)   Interdentário

   c)   Total

   d)   Circunferencial

2. *Transosteal*

a)   Agrafos

b)   Pino único

c)   Pino múltiplo

3. *Endósseo*

a)   Forma da raiz

b)   Forma da lâmina (placa)

c)   Estrutura Ramus

Com base nos biomateriais[10] :

Metais e ligas metálicas

➢ Titânio e ligas de titânio, alumínio e vanádio,

➢ Combinações de cobalto, crómio e molibdénio,

➢ Combinações de ferro, crómio e níquel,

➢ Ouro, platina e suas ligas.

Cerâmica e carbonos

➢ Cerâmica de óxido de alumínio (alumina e safira),

➢ Carbono, e compostos de carbono-silício,

➢ Hidroxiapatite (como material sólido e revestimento de superfície).

Polímeros e compósitos

➢ Polimetilmetacrilato,

➢ Borracha de silicone,

➢ Polietileno.

IMPLANTES SUBPERIOSTEAIS:

Em 1941, um médico sueco, Gustav Dahl, colocou uma estrutura metálica abaixo do periósteo; extensões verticais sobressaíam através da gengiva, ou seja, o primeiro implante subperiosteal.[11]

O implante subperiosteal é retido pela integração periosteal, na qual a camada exterior do periósteo proporciona um envolvimento fibroso denso e fixa o implante ao osso através das fibras de Sharpey, e também pelas características retentivas do desenho do implante.[12] (Fig. 1A)

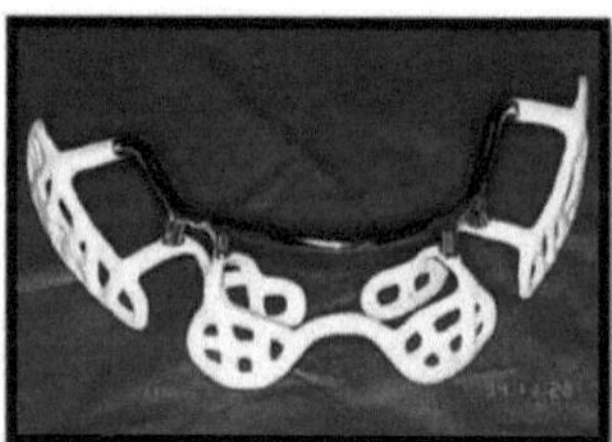

FIG. 1A: **IMPLANTE SUBPERIOSTEAL**

Os implantes subperiosteais são feitos à medida e são de quatro tipos[11] :-

a) **Implantes subperiosteais unilaterais**

b) Implantes **interdentários subperiosteais**

c) **Implantes subperiosteais totais**

d) Circunferencial subperiosteal

Desenho do implante subperiosteal

O desenho do implante subperiosteal passou por muitas alterações. Os primeiros desenhos consistiam numa tira estreita de vitallium, que assentava apenas na crista da mandíbula e era mantida no lugar por parafusos.[12] Fixados a esta tira metálica estavam postes que sobressaíam através da mucosa e sobre os quais assentava uma prótese. Estes pilares são conhecidos como "pilares". A tira de metal é denominada "subestrutura". (Fig. 1B)

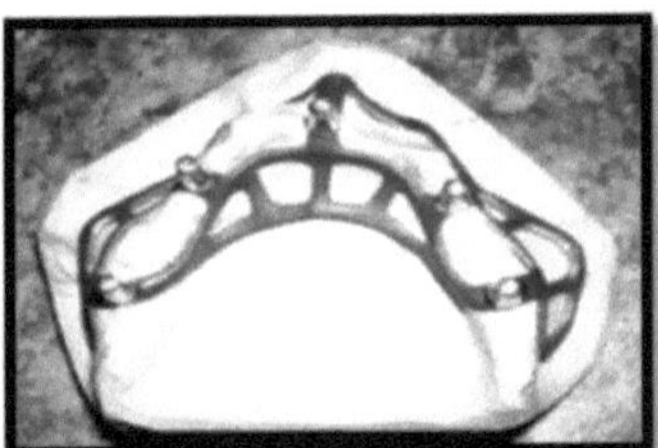

FIG. 1B: *ESTRUTURA DE TITÂNIO MOLDADA À CRISTA ÓSSEA.*

A infraestrutura passou por grandes alterações. Inicialmente, a quantidade de metal em contacto com o osso foi aumentada para tornar o implante mais estável e evitar a sua deslocação. A infraestrutura evoluiu, como se pode ver no trabalho de Lew, que, enquanto trabalhava no final da década de 1940 e início da década de 1950, aperfeiçoou os seus próprios desenhos básicos de implantes, reduzindo gradualmente o volume dos seus desenhos de treliça anteriores até desenvolver um desenho moderno simplificado em que menos peças metálicas assentavam no osso.[13]

De acordo com **Kay, Golec e Riley**, "um revestimento de HA de alta qualidade pode ser aplicado numa base personalizada em[14] :

(1) Fornecer um substrato biologicamente mais adequado para a adaptação dos tecidos moles e dos ossos.

(2) Acelere a fixação do tecido mole e do osso à superfície do implante.

(3) Forneça uma superfície para adaptação óssea direta, sem tecido fibroso interveniente.

(4) Crie uma fixação mais forte ao osso e iniba a libertação de iões metálicos da superfície do implante.

Boyne PJ et al[15] também descobriram que, quando estes novos biomateriais são utilizados, a HA tende a formar osso compacto lamelar em áreas do enxerto que são mais resistentes à reabsorção. O osso lamelar tende a substituir o osso esponjoso anterior do rebordo edêntulo e produz um rebordo alveolar mais bem concebido para suportar as forças protésicas oclusais. Estes avanços no design e nos biomateriais tornaram o implante subperiosteal completo num dos sistemas de implantes mais bem sucedidos, versáteis e previsíveis.

Schou S et al[16] relataram um caso de implante subperiosteal que foi acompanhado durante 41 anos. Um implante subperiosteal mandibular foi inserido em 1957 e não foi removido, apesar dos períodos contínuos de complicações durante 4 décadas. A exposição do implante, a inflamação, a infeção e a formação de fístulas ocorreram de forma persistente. A colocação de implantes orais osseointegrados era impossível sem um extenso enxerto de osso autógeno. O relatório demonstrou que o controlo regular de pacientes com implantes subperiosteais é obrigatório.

Moore JD e Hansen AP[17] efectuaram um estudo retrospetivo para analisar a sobrevivência de implantes subperiosteais mandibulares entre 1982 e 2000. Foram colocados 40 implantes subperiosteais em mandíbulas atróficas de 40 pacientes. Cada paciente foi examinado quanto a inflamação observável e exposição intra-oral da estrutura e questionado quanto ao facto de o implante ter satisfeito o paciente e correspondido às suas expectativas. Todos os pacientes estavam a usar as suas próteses e não havia sinais de exposição da estrutura do implante em nenhum paciente. Todos os pacientes referiram um elevado nível de satisfação com o implante.

Markiewicz MR et al[18] descreveram um caso de uma fístula orocutânea que se desenvolveu secundária a uma infeção crónica atribuída a um implante subperiosteal com falhas. O implante subperiosteal falhado foi subsequentemente removido e obteve-se o encerramento primário da ferida intra-oral e da fístula extra-oral, bem como a resolução dos sintomas do paciente, sem complicações duradouras.

Zwerger S et al[19] efectuaram um estudo sobre os resultados a longo prazo da colocação de implantes dentários subperiosteais (SI). Foram colocados implantes dentários subperiosteais em doze pacientes, que foram chamados para avaliação de 6 em 6 meses para reavaliação. As complicações típicas dos SI foram a exposição do implante, inflamação, infeção, formação de fístula e mobilidade do implante.

<u>IMPLANTES TRANSOSTEAIS</u>

Os implantes transósseos apresentam uma placa que é colocada contra o bordo inferior exposto da mandíbula, com extensões que passam desta placa através da área sinfisária para fora da crista do rebordo e para a cavidade oral.[20] (Fig. 1C)

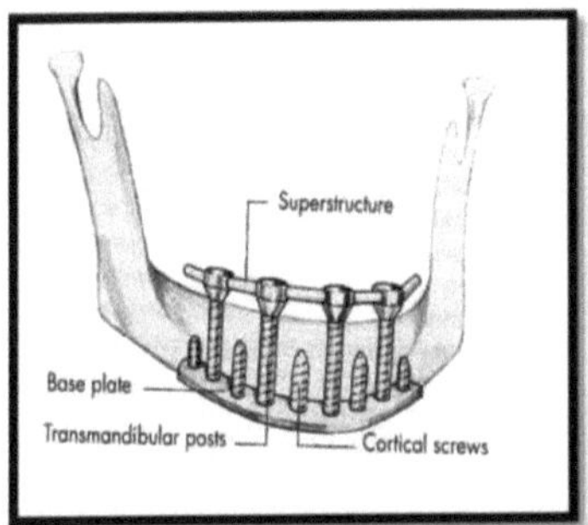

FIG. 1C: **MODELO DE IMPLANTE TRANSOSTEAL**

Os implantes transósseos foram originalmente concebidos para serem utilizados em pessoas que não tinham dentes inferiores e que tinham muito pouco osso no maxilar inferior.

IMPLANTES ENDÓSTEOS

Alguns implantes endósteos estão ligados a componentes para a retenção de uma prótese fixa ou amovível. Outros implantes endósteos estão equipados com um pilar integral com o corpo do implante, que se projecta para a cavidade oral durante a cicatrização. Os sistemas de implantes endósteos são normalmente designados por sistemas de uma ou duas fases.

A. Com base na forma, os implantes dentários endósseos podem ser classificados em

    1. Implantes Root Form

2. Implantes de forma de placa/lâmina

3. Implantes estabilizadores endodônticos

4. Implantes Ramus Frame.

B. Com base na topografia da superfície, os implantes dentários endósseos podem ser classificados como

1. Superfície torneada/lisa

2. Superfície rugosa/ revestida

a) Plasma de titânio - revestimento por pulverização

b) Jato de areia - Gravura de superfície

c) Desbaste de superfícies induzido por laser

d) Cerâmica de óxido de alumínio

e) Revestimento de hidroxiapatite[20]

A. COM BASE NA FORMA DOS IMPLANTES DENTÁRIOS ENDÓSSEOS

1. Formulários de raiz

Para serem bem sucedidas, as formas radiculares têm de atingir a osseointegração. Uma forma de raiz pode ser colocada em qualquer parte da mandíbula ou do maxilar onde exista osso disponível suficiente. No entanto, devido ao diâmetro dos implantes de forma radicular, a maioria dos tratamentos convencionais envolve a inserção anterior para substituição de um único dente ou restauração com sobredentaduras.[21] (Fig. 2A)

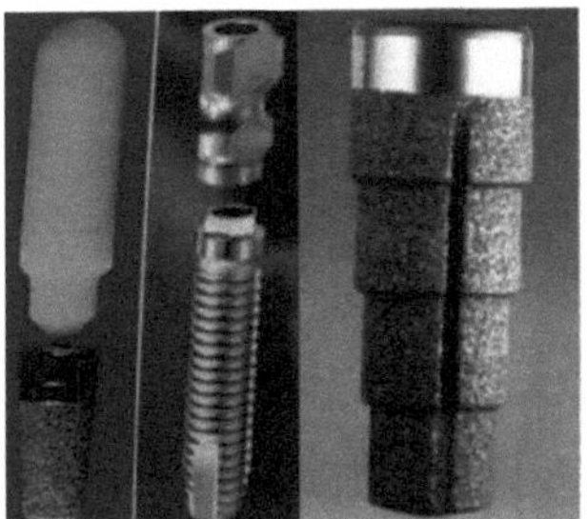

FIG. 2A: *IMPLANTES DE FORMA RADICULAR*

Atualmente, são utilizados dois tipos básicos de implantes com forma de raiz. A primeira categoria de implantes foi introduzida e desenvolvida por Branemark e colegas e os implantes são designados por implantes de duas peças. . Os tecidos gengivais são reaproximados para um fecho primário sobre o topo do implante, que é depois deixado intacto durante um período de tempo, normalmente 3 a 6 meses, para a osseointegração. Esta técnica de colocação cirúrgica é designada por colocação submersa.[22]

A segunda categoria de implantes é designada por implantes de uma só peça. Este conceito foi introduzido e desenvolvido por Schroeder.[23] Esta abordagem cirúrgica é referida como colocação não submersa. Outro termo utilizado para descrever esta categoria de implantes é implantes de fase única, uma vez que é necessária uma cirurgia de segunda fase. Os procedimentos de restauração podem ser iniciados logo que a cicatrização

tenha ocorrido[24] (Fig. 2B)

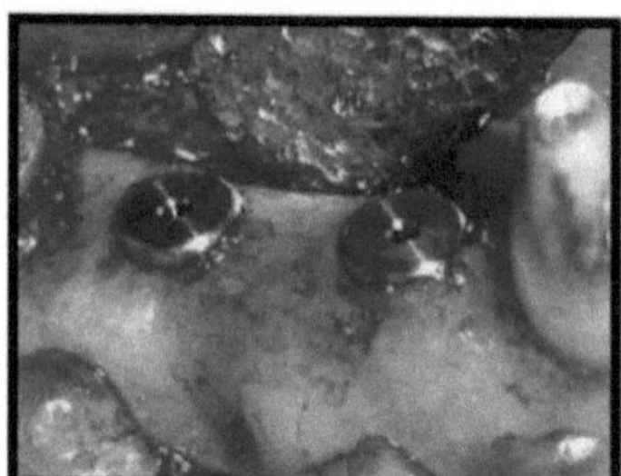

FIG.2B: ***DOIS IMPLANTES SUBMERSOS***

Hermann et al[25] efectuaram uma série de estudos que avaliaram as alterações radiográficas do osso marginal ao longo do tempo em torno de implantes submersos e não submersos. Tornou-se evidente a partir destes estudos que ocorriam diferenças na área óssea marginal se o topo do implante parasse ao nível da crista óssea e o implante fosse submerso pela primeira vez e fosse utilizada uma segunda cirurgia para ligar um componente de implante secundário.

Hermann et al[26] efectuaram um conjunto de estudos para comparar a perda óssea após a colocação de implantes submersos e não submersos. Os implantes do tipo submerso foram colocados ao nível da crista óssea (posição recomendada), 1 mm acima da crista óssea ou 1 mm abaixo da crista óssea e, em seguida, foram colocados parafusos de fecho e os tecidos foram fechados por cima para submergir os implantes. Além disso, foi colocado um implante de duas peças numa abordagem cirúrgica não submersa. (Fig. 2C) Não foram observadas alterações na crista óssea à volta dos três implantes submersos durante os 3 meses. Os autores sugeriram que a perda óssea observada estava associada ao microgap (uma configuração de implante de duas peças). A submersão do implante (ou seja, sem microgap) não foi associada a perda óssea.

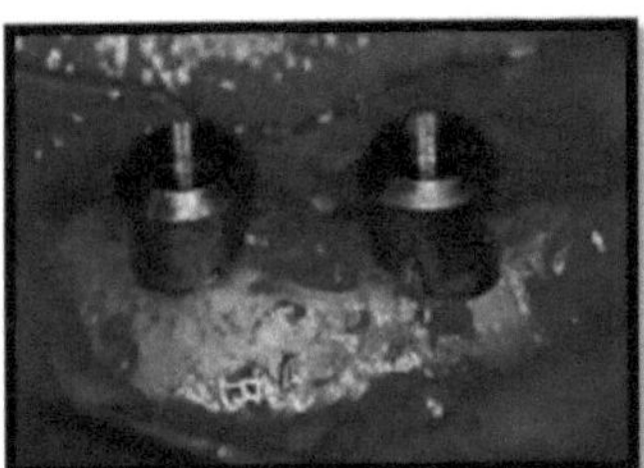

FIG.2C:IMPLANTES NÃO SUBMERSOS

Heydenrijk K et al[27] realizaram um estudo para avaliar a viabilidade da utilização de um sistema de implantes de duas partes num procedimento de uma etapa e para monitorizar a microflora na área peri-implantar em relação aos resultados clínicos e radiográficos. Concluíram que os resultados a curto prazo indicam que os implantes de duas partes inseridos num procedimento de uma fase podem ser tão previsíveis como os inseridos no procedimento comum de duas fases.

2. Formulários PlateZBlade

Os implantes de uma fase em forma de placa/lâmina são

fabricados numa peça sólida de titânio, com o pilar contíguo ao corpo do implante. Os implantes em forma de placa/lâmina de duas fases são fornecidos com pilares destacáveis e colares de cicatrização. As opções de uma e duas fases existem para que o profissional possa utilizar o modo de osteointegração ou osteopreservação da integração de tecidos. [28] (Fig.3A)

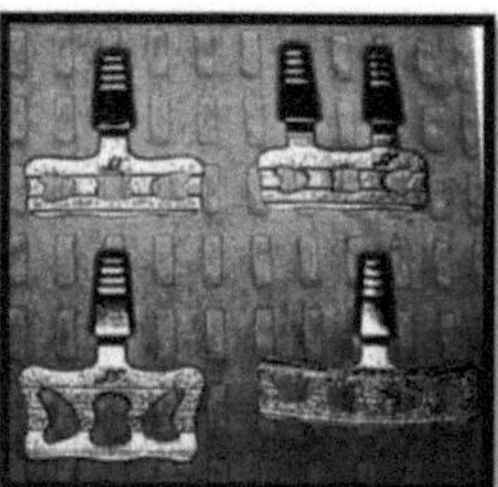

FIG. 3A: **IMPLANTE EM FORMA DE PLACA**

3. Implantes estabilizadores endodônticos

Embora os implantes estabilizadores endodônticos sejam implantes endósteos, diferem de outros implantes endósteos em termos de aplicação funcional. Em vez de fornecerem um suporte de pilar adicional para dentisteria de restauração, são utilizados para aumentar o comprimento funcional de uma raiz dentária existente para melhorar o seu prognóstico e, quando necessário, a sua capacidade de suportar pontes. (Fig. 3B)

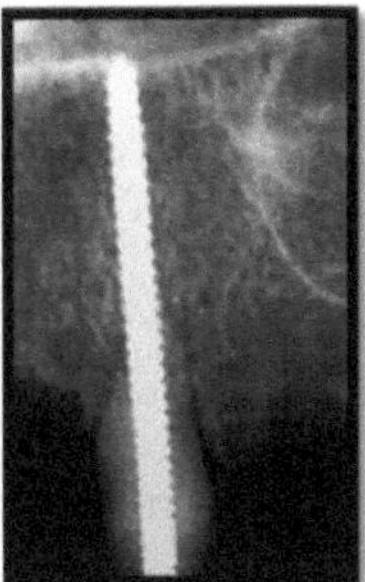

*FIG. 3B: **ESTABILIZADOR ENDODÔNTICO***

Na mandíbula, o primeiro pré-molar e os dentes anteriores a ele são bons candidatos à estabilização endodôntica. O segundo pré-molar e os molares estão sobre o canal alveolar inferior e, portanto, geralmente não são bons candidatos à estabilização endodôntica.[29]

Na maxila, os dentes mais frequentemente tratados são os centrais, laterais, cúspides e a raiz lingual dos primeiros pré-molares. O segundo pré-molar e os molares estão sob o seio maxilar e, portanto, geralmente não são bons candidatos para a estabilização endodôntica.

4. Implantes Ramus Frame

Os implantes Ramus Frame demonstraram ser seguros e eficazes.

Destinam-se ao tratamento do edentulismo mandibular total com reabsorção grave do rebordo alveolar.

Apresentam uma barra de fixação externa que se estende alguns milímetros acima da crista da crista, de ramo ascendente a ramo ascendente. Posteriormente, em cada lado, uma extensão endosteal insere-se no osso disponível dentro de cada ramo ascendente. Anteriormente, a barra é contígua a um tipo de extensão em forma de placa/lâmina que é inserida no osso disponível na área sinfisária.[30] (Fig. 3C)

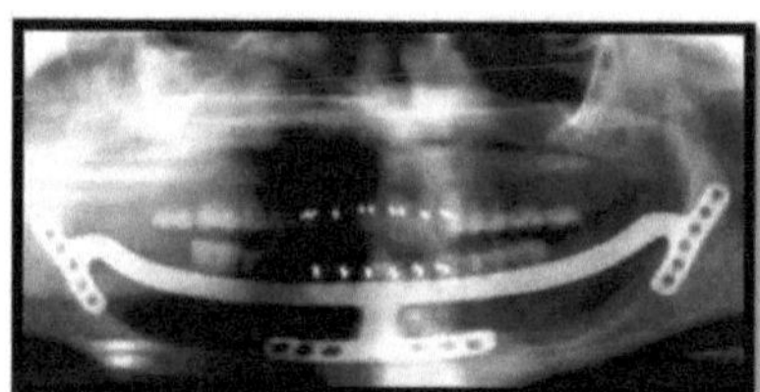

FIG 3C: **IMPLANTE DE ESTRUTURA DO RAMO MANDIBULAR COM SOBREDENTADURA**

B. *COM BASE NA TOPOGRAFIA DA SUPERFÍCIE DOS IMPLANTES DENTÁRIOS*

A textura da superfície do implante foi reconhecida como um dos factores que desempenham um papel central na adesão do implante dentário ao osso alveolar no processo de osseointegração dos implantes orais (**Charles et al., 1992**).[31]

De facto, os resultados de estudos experimentais documentaram que foi estabelecida uma fixação óssea mais firme (osteointegração) para implantes com uma superfície rugosa do que para implantes com uma superfície torneada.

Os métodos que são utilizados para alterar a topografia da superfície dos implantes dentários incluem:

a) Plasma de titânio - revestimento por pulverização

b) Jato de areia - Gravura de superfície

c) Desbaste de superfícies induzido por laser

d) Cerâmica de óxido de alumínio

e) Revestimento de hidroxiapatite

A. **Plasma de titânio - revestimento por pulverização**:

Alguns dos implantes de titânio atualmente utilizados (por exemplo, BonefitTM, Institute Straumann AG, Waldenburg, MKIII TM, Nobel Biocare, Goteborg, Suécia) são revestidos com pó de titânio, que é aplicado através de uma técnica especial de pulverização por chama de plasma. Ao mesmo tempo, isto cria uma superfície rugosa e também alargada no corpo do implante.

Além disso, através do crescimento de trabéculas ósseas nas microporosidades, há uma melhoria na transmissão de força ao osso e, por conseguinte, também uma melhoria da estabilidade a longo prazo da ligação entre os implantes e o osso.[32]

***B.* Jato de areia - Gravura de superfície:**

A pulverização por plasma transforma a superfície lisa do implante numa superfície rugosa através da adição de material; também é possível tornar rugosa uma superfície lisa através da "remoção" de material, por exemplo, através de jato de areia, gravura ou tratamento laser especial. No entanto, uma certa desvantagem das técnicas de gravura é a possibilidade de remoção de óxidos metálicos, levando assim a um "alisamento" e achatamento da superfície inicialmente rugosa.[32]

***C.* Desbaste de superfícies induzido por laser:**

O laser tem sido utilizado para criar "rugosidade" (microestruturas) na superfície dos implantes. Uma vantagem é o facto de o laser poder ser utilizado com precisão e com uma angulação pré-determinada (por exemplo, apical, coronal ou perpendicular à superfície).

A tecnologia laser torna possível a criação de microrretenções regularmente orientadas, em contraste com as configurações de rugosidade superficial completamente não orientadas que são produzidas por revestimento por pulverização de plasma de titânio ou desbaste por meio de jato de areia.[32]

D. Cerâmica de óxido de alumínio:

O implante endosteal fabricado a partir de óxido de alumínio (por exemplo, Biolox, Frialit-1) é constituído por 99,7% de Al2O3 e uma quantidade residual mínima de MgO. A matéria-prima é um pó de Al2O3 altamente purificado, que é reforçado, sob alta pressão e sinterizado a 1600-1800⁰ C para aumentar a sua densidade.[33]

O corpo do implante policristalino é constituído por cristais de Carborundum de 3 a 5 micrómetros que se aproximam uns dos outros para criar uma superfície praticamente sem poros.

No que respeita às suas propriedades mecânicas, o óxido de alumínio é fundamentalmente diferente dos outros metais. Kawahara *et al* (1980) sugeriram que um implante feito de cerâmica policristalina de Al2O3 deve ter um diâmetro de pelo menos 5 mm, enquanto Dorre (1991) afirmou que 3 mm é o diâmetro mais pequeno permitido.[34]

E. Revestimento de hidroxiapatite

Desde meados da década de 1980, vários sistemas de implantes que exibem um revestimento de hidroxiapatite (HA) têm sido recomendados para utilização clínica. Vários estudos clínicos demonstraram que os revestimentos de HA conduzem efetivamente a bons resultados clínicos durante um período de cerca de 5 anos. Foram registadas estatísticas de sucesso com uma média de 95% durante o período de 5 anos.[34]

Por um lado, os implantes revestidos com HA apresentam uma estrutura de superfície bio-reactiva que conduz a uma cicatrização óssea mais rápida em comparação com os implantes metálicos; por outro lado, precisamente esta caraterística da superfície do implante parece ter efeitos negativos a médio e longo prazo devido à sua instabilidade.[35]

Mueller WD et al[36] tiveram como objetivo analisar o contacto metal-osso (MBC) após a modificação da superfície do implante, utilizando diferentes materiais para a decapagem. A modificação da superfície do titânio foi efectuada através de jato de areia com partículas de Al2O3 ou biocerâmica.

Zechner W et al[37] efectuaram uma comparação histológica e histomorfométrica das características de cicatrização de tipos de implantes modificados anodicamente, maquinados e revestidos com hidroxiapatite (HA). Um total de 24 implantes de superfície maquinada (MSI), 24 implantes revestidos a HA (HCl) e 24 implantes de superfície de titânio anodizado (ASI) foram inseridos nas mandíbulas de 12 mini-porcos adultos após a extração de todos os pré-molares mandibulares. Concluíram que um implante anodicamente rugoso pode proporcionar uma taxa de contacto osso-implante semelhante à de um implante revestido a HA. Na presença de osso de qualidade II a IV, isto pode ser particularmente benéfico, possivelmente devido a uma maior estabilidade, na manutenção da força funcional pré-implantação após a cicatrização do implante.

Schneider GB et al[38] efectuaram um estudo para determinar se a expressão dos genes Cbfa 1 e BSPII é influenciada pela microtopografia da superfície do implante. Foi observada uma mineralização melhorada nos osteoblastos cultivados em superfícies de implantes rugosas em relação ao plástico de cultura de tecidos.

Shalabi MM et al[39] determinaram a relação entre os parâmetros da superfície do implante, a abordagem cirúrgica e a fixação inicial do implante. Sessenta implantes cónicos, cónicos, em forma de parafuso, com topografia de superfície maquinada ou gravada, foram implantados no côndilo femoral explantado de cabras. Os locais dos implantes foram preparados por uma técnica convencional, por uma preparação subdimensionada ou pela técnica do osteótomo. Concluíram que a técnica cirúrgica tem um efeito decisivo na fixação do implante no osso trabecular. No entanto, têm de ser efectuados estudos adicionais in vivo para provar a importância do protocolo cirúrgico para a resposta final implante-osso.

Rompen E et al[40] concluíram que, para serem funcionalmente úteis, os implantes orais têm de perfurar a mucosa oral e entrar na cavidade oral, estabelecendo assim uma ligação transmucosa entre o ambiente externo e as partes internas do corpo. As estruturas peri-implantares são de extrema importância. Estudos em animais mostram que as superfícies micromachinadas com ranhuras de dimensões adequadas podem melhorar o crescimento do tecido conjuntivo e inibir o crescimento epitelial.

Vandamme K et al[41] avaliaram a resposta óssea em torno de um implante torneado (T) e de um implante rugoso (R), quer numa situação sem carga, quer numa situação com carga bem controlada. Os autores concluíram que a osseointegração parece ocorrer numa incidência mais elevada adjacente a uma superfície rugosa em comparação com um dispositivo torneado no modo sem carga. A carga bem controlada do implante acelera a osseointegração, atenuando assim a influência da microtopografia da superfície.

Para estabelecer a relação entre os factores e os efeitos, foram realizados vários estudos. Alguns dos estudos/pesquisas são :

Lindquist LW et al[42] analisam a influência do tabagismo e de outros factores possivelmente relevantes na perda óssea em redor de implantes mandibulares. Os participantes eram 45 pacientes edêntulos, 21 fumadores e 24 não fumadores, que foram seguidos durante um período de 10 anos após o tratamento com uma prótese fixa implanto-suportada na mandíbula. Este estudo mostrou que o tabagismo era o fator mais importante que afectava a taxa de perda óssea peri-implantar, e que a higiene oral também tinha influência, especialmente nos fumadores, enquanto outros factores, por exemplo, os associados à carga oclusal, eram de menor importância.

Jisander S, Grenthe B, Alberius P[43] realizaram um estudo para avaliar a sobrevivência de implantes dentários no maxilar irradiado. Dezassete pacientes com cancro oral (47 a 78 anos, média de 67) foram tratados com radiação externa em áreas que incluíam futuros locais de implantes. Os implantes foram colocados nos maxilares irradiados após um período de 18 a 228 meses (média de 88 meses). Os autores concluíram que a irradiação para o tratamento do cancro oral não parece reduzir a taxa de sobrevivência dos implantes em comparação com os colocados no maxilar não irradiado.

Esser E e Wagner W[44] realizaram um estudo no qual, após cirurgia radical de cancro oral e radioterapia adjuvante pós-operatória com uma dose total de 60 Gy. 71 implantes IMZ e 150 implantes Brânemark foram colocados nas mandíbulas e 28 implantes Brânemark foram colocados nos maxilares de 60 pacientes entre 1985 e 1995. Não foi utilizada oxigenoterapia hiperbárica como adjuvante. A osteorradionecrose da mandíbula ocorreu em dois pacientes (3,4%) e a necrose dos tecidos moles na região do pavimento da boca ocorreu em três pacientes (5,2%).

Fujimoto T et al[45] efectuaram um estudo para esclarecer os efeitos da administração de esteróides na osseointegração de implantes de titânio puro em coelhos brancos. Verificaram-se correlações significativas entre a densidade óssea do fémur e o torque de remoção dos implantes colocados na tíbia. Estes resultados sugerem que a administração de esteróides pode ter menos efeito na osteointegração de implantes de titânio na mandíbula do que no osso esquelético.

Granstrom G, Tjellstrom A, Brânemark PI[46] publicou os resultados de uma investigação que teve por objetivo estudar se a osseointegração de implantes em tecidos irradiados está sujeita a uma taxa de insucesso mais elevada do que em tecidos não irradiados. Pretendia ainda estudar se o tratamento com oxigénio hiperbárico (HBO) pode ser utilizado para reduzir a falha dos implantes. Concluíram que a inserção de implantes em osso irradiado está associada a uma maior taxa de insucesso. O tratamento adjuvante com HBO pode reduzir os insucessos.

Bain CA[47] analisou a associação entre o tabagismo e o insucesso dos implantes e concluiu que o tabagismo, em particular o tabagismo intenso, aumenta as taxas de insucesso dos implantes de titânio maquinados, sendo as taxas de insucesso maiores na maxila. A cessação do tabagismo demonstrou uma melhoria das taxas de sucesso em pacientes com implantes maquinados. Os implantes de superfície rugosa, preparados com uma técnica de duplo ataque ácido, têm uma elevada taxa de sucesso em fumadores.

Morris HF et al[48] no seu estudo tentaram determinar se a diabetes tipo 2 representa um fator de risco significativo para o desempenho clínico a longo prazo dos implantes dentários, utilizando a base de dados abrangente DICRG. Foram colocados 2.632 implantes em pacientes não diabéticos e 255 em pacientes com diabetes tipo 2. As falhas (sobrevivência) foram comparadas utilizando dados descritivos. Os resultados mostraram que os implantes em pacientes do tipo 2 têm significativamente mais falhas.

Kovacsin AF[49] realizou um estudo retrospetivo, no qual foram comparados dois grupos de doentes: um grupo constituído por 30 doentes com cancro oral recebeu quimioterapia adjuvante pós-cirúrgica com cis- ou carboplatina e 5-fluorouracil em três ciclos e foi posteriormente tratado com 106 implantes dentários colocados na mandíbula. Concluiu-se que a quimioterapia com cis- ou carboplatina e 5-fluorouracil não foi prejudicial para a sobrevivência e o sucesso dos implantes dentários na mandíbula.

Schwartz D et al[50] compararam a incidência das complicações e a taxa de sobrevivência relacionadas com implantes dentários entre fumadores e não fumadores, e avaliaram a influência do tabagismo. Os pacientes foram divididos em 3 grupos: não fumadores, fumadores ligeiros e fumadores pesados; os fumadores foram divididos em 2 subgrupos de acordo com a duração do tabagismo. Verificou-se uma maior incidência de complicações no grupo de fumadores, especialmente nos implantes que tinham um parafuso de cobertura elevado. A maioria das complicações não conduzirá a fracassos.

Reichart PA[51] apresentou um relatório de 3 casos de líquen plano oral (LPB) e colocação de implantes. O seu relatório descreve 3 pacientes do sexo feminino em que foram colocados implantes, quer antes do desenvolvimento do LPB, quer depois. Os implantes foram colocados entre 15 anos e 3 meses. A reabsorção óssea à volta dos implantes nos 3 pacientes era, em média, de 3-4 mm. Concluiu que os pacientes com OLP do tipo assintomático envolvendo a gengiva podem ser tratados com implantes dentários, mas sob um acompanhamento rigoroso.

Yerit KC[52] realizou um estudo para analisar a sobrevivência a longo prazo de implantes na mandíbula após radioterapia e cirurgia radical em doentes com cancro oral. Concluíram que a radioterapia com 50 Gy estava significativamente relacionada com uma sobrevivência mais curta dos implantes no osso mandibular. A sobrevivência foi mais baixa no osso enxertado. Embora a sobrevivência dos implantes seja menor em mandíbulas irradiadas, os implantes facilitam significativamente o tratamento protético e melhoram o resultado da reabilitação oral em doentes com cancro.

Kotsovilis S et al[53] efectuaram uma análise minuciosa e exaustiva dos estudos disponíveis sobre a colocação de implantes dentários endósseos em indivíduos diabéticos. Concluíram que a maioria dos estudos clínicos tende a indicar que a diabetes não constitui uma contraindicação para a colocação de implantes, desde que se mantenha sob controlo metabólico. No entanto, no futuro, é necessário estabelecer directrizes definitivas com critérios objectivos, tais como o tipo e a duração da diabetes e os níveis de hemoglobina glicosilada.

Alsaadi G et al[54] realizaram um estudo retrospetivo com o objetivo de avaliar a influência de factores ósseos e intra-orais sistémicos e locais na ocorrência de falhas precoces dos implantes. Os resultados mostraram que foi registada uma taxa global de insucesso de 3,6%. A osteoporose, a doença de Crohn, os hábitos tabágicos, o implante e a proximidade com a dentição natural foram significativamente associados ao insucesso precoce do implante.

McGuff SH[55] relatou um caso de uma mulher de 38 anos que desenvolveu osteossarcoma condroblástico de baixo grau no maxilar direito 11 meses após ter recebido um implante dentário de titânio. Foi tratada com quimioterapia sistémica e depois uma ressecção maxilar. Os autores concluíram que é possível que a associação do implante com o desenvolvimento de osteossarcoma possa ser coincidente.

Os seguintes factores devem ser avaliados antes do procedimento cirúrgico.

A. QUALIDADE E QUANTIDADE DOS TECIDOS MOLES

Os componentes gengivais que contribuem para uma restauração implanto-suportada esteticamente agradável são a forma radicular marginal, os tecidos interdentários e a cor e textura dos tecidos queratinizados saudáveis.[56]

A presença da banda queratinizada pode também minimizar a recessão gengival pós-operatória, suportar o trauma da escovagem, resistir à tração dos músculos mastigatórios e reduzir a probabilidade de deiscência dos tecidos moles acima dos encaixes dos implantes.[57]

Biótipos de tecidos

Estão presentes dois padrões periodontais distintos na cavidade oral humana:

i. Biótipo plano e espesso.

ii. Biótipo de vieira fina e

i. Biótipo plano e espesso

O tipo de tecido plano espesso é ideal para a colocação de implantes dentários. Aqui, a ondulação gengival e óssea é normalmente paralela à junção cemento-esmalte (CEJ).[58] A ondulação mínima da CEJ entre dentes adjacentes, que previsivelmente segue o contorno natural da crista alveolar, torna os tecidos gengivais mais estáveis. Consequentemente, este tipo de periodonto é menos suscetível de apresentar retração dos tecidos moles no pós-operatório.[59]

ii. Biótipo com vieira fina:

A convexidade cervical é menos proeminente do que a do biótipo espesso, enquanto a papila interdentária é fina e longa, mas não preenche completamente o espaço da fenda, resultando numa aparência recortada.[60]

Quando submetido a um traumatismo, este tipo de tecido sofre recessão gengival tanto a nível facial como interproximal. A colocação de implantes dentários na zona estética torna-se uma tarefa crítica com este biótipo de tecido em particular.[61] A recessão e a reabsorção óssea resultantes deixam um perfil plano entre as raízes, com exposição marginal da restauração e subsequente perda parcial da papila interproximal.[62]

QUANTIDADE DE OSSOS

A quantidade de osso disponível foi objeto de várias classificações. Algumas delas são:

i. Classificação das arcadas parcialmente edêntulas { Misch & Judy 1987}.[63]

O osso pode ser dividido em quatro classes que, por sua vez, podem ser divididas em quatro divisões:

Classe I

Nos pacientes da Classe I, os segmentos edêntulos distais são bilaterais e os dentes anteriores naturais estão presentes. A maioria destes pacientes tem apenas molares em falta, e quase todos têm seis ou mais dentes anteriores retidos.[64]

Classe II

Os pacientes parcialmente edêntulos têm falta de dentes num segmento posterior. Estes pacientes são frequentemente capazes de funcionar sem uma restauração amovível e têm menos probabilidades de tolerar ou ultrapassar as complicações menores do uso da prótese. Como resultado, não é tão provável que use uma restauração amovível.

Classe III

Tipicamente, os dois pacientes mais comuns da Classe III que são consultados para implantes são aqueles em que falta um único dente ou que têm uma grande extensão edêntula posterior. Uma região edêntula posterior pode, na maioria das vezes, ser restaurada como uma restauração independente, mas ocasionalmente pode necessitar de ser unida a um pilar natural posterior. Um pilar de um dente anterior apresenta maior mobilidade e suporta maiores forças laterais durante as excursões e não deve ser unido a um implante, a menos que seja um "pôntico vivo" ou faça parte de uma restauração que utilize um conceito de arcada esplintada para distribuir as forças laterais.

Classe IV

No doente da Classe 4, o espaço edêntulo anterior atravessa a linha média. As próteses parciais fixas tradicionais são frequentemente o tratamento de eleição quando os caninos estão presentes. A falta de osso anterior é comum, e os enxertos ósseos antes da colocação de implantes são normalmente necessários para evitar que os implantes sejam colocados palatalmente em relação às raízes naturais.[65]

ii. Classificação da forma residual da mandíbula com base no grau

De reabsorção (Lekholm e Zarb, 1985)[66] (Fig. 4A)

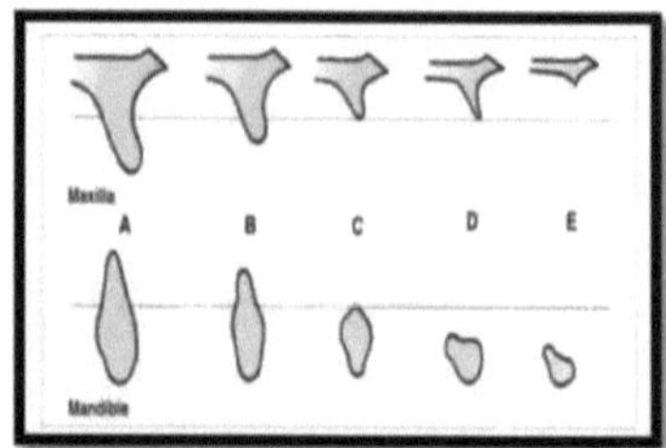

FIG. 4A: **LEKHOLM E ZARB, CLASSIFICAÇÃO DA** *FORMA DA MANDÍBULA RESIDUAL COM BASE NO GRAU DE REABSORÇÃO*

Foi apresentada uma classificação em cinco grupos, dependendo da taxa de reabsorção, para a forma da mandíbula residual.

Classe A: rebordo alveolar praticamente intacto.

Classe B: Reabsorção ligeira do rebordo alveolar.

Classe C: Reabsorção avançada do rebordo alveolar até à base da arcada dentária.

Classe D: Reabsorção inicial da base da arcada dentária.

Classe E: reabsorção externa da base da arcada dentária.

DISPONIBILIDADE QUALITATIVA DE OSSOS:

Classificação da qualidade óssea (Lekholm e Zarb 1985)[66] (Fig. 4B)

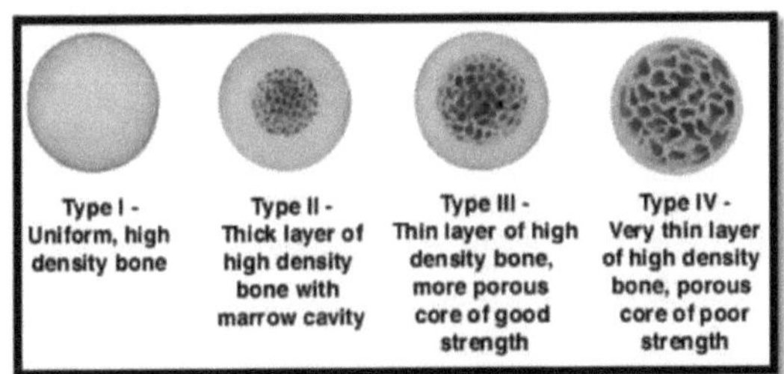

FIG.4B: CLASSIFICAÇÃO DA QUALIDADE ÓSSEA POR LEKHOLM E ZARB 1985

Classificaram a qualidade do osso da mandíbula em quatro grupos

Tipo I: A mandíbula é constituída exclusivamente por osso compacto homogéneo.

Tipo II: O osso compacto espesso rodeia o núcleo altamente trabecular.

Tipo III: O osso cortical fino rodeia o núcleo altamente trabecular.

Tipo IV: O osso cortical fino rodeia o núcleo esponjoso solto.

Classificação da topografia óssea por Misch 19906

Topografia óssea em quatro divisões (D1 a D4), que são descritas de seguida:

D1 - Osso compacto, denso e espesso

Local:

- Segmento anterior da mandíbula edêntula atrófica.

- Aspectos laterais espessos da mandíbula anterior

D2 - Osso compacto poroso espesso com núcleo trabecular grosseiro.

Local:

- Segmento anterior e posterior da mandíbula.
- Segmento maxilar anterior (aspeto palatino).

D3- Osso compacto poroso fino com núcleo trabecular grosseiro

Local:

- Segmentos anterior (aspeto facial) e posterior da maxila.
- Segmentos posteriores da mandíbula.

D4- Osso trabecular fino

Local: Tuberosidade maxilar, estado após osteoplastia do osso D3.

1. AVALIAÇÃO RADIOGRÁFICA:

Para tal, os potenciais locais de implantação são avaliados com radiografias panorâmicas, intra-orais ou cefalométricas, tomografia ou uma combinação destes métodos.[68]

As modalidades de imagiologia podem ser classificadas como:

A. Métodos intra-orais

1) Radiografias periapicais

2) Radiografias oclusais

3) Radiografia digital intra-oral

B. Métodos extra-orais

1. Radiografia panorâmica

2. Radiografia oclusal

3. Tomografia convencional

4. Tomografia computorizada

5. Tomografia Computorizada de Feixe Cónico

6. Imagem por Ressonância Magnética

DENTA SCAN

A TC permite a avaliação dos locais propostos para os implantes e fornece informações de diagnóstico que outras técnicas de imagiologia ou combinações de técnicas de imagiologia não podem fornecer. As vantagens deste tipo de imagiologia eram evidentes e as limitações de fornecimento claras, o que deu origem ao desenvolvimento de várias técnicas designadas genericamente por imagiologia Denta Scan.

A imagiologia Denta Scan proporciona uma reformação, organização e visualização programadas do estudo de imagiologia. O radiologista indica simplesmente a curvatura das arcadas mandibular ou maxilar e o computador está programado para gerar imagens referenciadas de secção transversal e tangencial/panorâmica do alvéolo, juntamente com imagens tridimensionais da arcada. As imagens transversais e panormicas são separadas por 1 mm e permitem um planeamento preciso do tratamento pré-cirúrgico.

Esta técnica fornece uma grande quantidade de informação de diagnóstico que é exacta, detalhada e específica. Normalmente, é necessário um modelo de diagnóstico para tirar o máximo partido desta técnica. A matriz de diagnóstico permite ao dentista incorporar o plano de tratamento tridimensional do resultado protético final no exame imagiológico; avaliar a anatomia do paciente relativamente aos locais propostos para os implantes, à estética e à oclusão; e registar e transferir estes resultados para o paciente no momento da cirurgia.[68]

Tomografia computorizada de feixe cónico (CBCT)

Para reduzir a dose de radiação, foi utilizada uma nova modalidade de imagiologia CBCT para a imagiologia de implantes. Oferece vantagens significativas para a avaliação de pacientes com implantes. Foi introduzida na medicina dentária no final da década de 1990. À semelhança dos scanners de TC, a fonte de raios X e o detetor estão posicionados diametralmente e fazem uma rotação de 360 graus à volta da cabeça do paciente dentro da gantry. No entanto, em contraste com o feixe em leque gerado pelos scanners de TC, o scanner de CBCT gera um feixe de raios

X em forma de cone, que capta uma área maior. As imagens são geradas em incrementos de 1 grau. Assim, no final de uma única rotação completa, são geradas 360 imagens da área. O computador utiliza estas imagens para gerar um mapa digital tridimensional do rosto. Uma vez gerado este mapa, podem ser reconstruídas reconstruções multiplanares, bem como secções axiais, coronais, sagitais ou oblíquas de várias espessuras a partir dos dados, à semelhança das imagens de TAC.[69]

Em geral, a TCFC oferece as mesmas vantagens e desvantagens que a TC. No entanto, as duas modalidades têm algumas diferenças básicas que resultam dos diferentes princípios físicos utilizados durante a aquisição de imagens. A TC oferece uma maior resolução de contraste, ou seja, a capacidade de distinguir dois objectos com pequenas diferenças de densidade.[70]

Uma das vantagens mais significativas do exame de CBCT em relação ao exame de TC é a quantidade reduzida de dose de radiação fornecida ao paciente. A CBCT fornece uma dose efectiva aproximadamente igual a uma série de raios X de boca inteira (FMX); isto é 50 a 100 vezes menos do que a dose de radiação fornecida durante um exame de TC típico. O custo para os pacientes dos exames de TC e CBCT é comparável.[71]

IMAGIOLOGIA POR RESSONÂNCIA MAGNÉTICA (MRI)

A técnica foi anunciada pela primeira vez por **Lauterbur** em 1972. No início da década de 1980, foram produzidas imagens médicas úteis e, atualmente, a RM é uma pedra angular da imagiologia médica. A RM orientada da mandíbula posterior é dimensionalmente quantitativa e permite a diferenciação espacial entre estruturas críticas e o local proposto para o implante.

A RM não é útil para caraterizar a mineralização óssea ou como uma técnica de alto rendimento para identificar doenças ósseas ou dentárias.[72]

MEDIÇÃO DA ESPESSURA DA MUCOSA

É um método muito simples para avaliar a largura do osso disponível. A espessura da mucosa é medida utilizando agulhas com o doente anestesiado. A agulha é inserida através da mucosa até à superfície óssea e um batente de borracha marca a posição da profundidade. A agulha é inserida através da mucosa até à superfície óssea e um batente de borracha marca a posição da profundidade, o que fornece uma boa indicação da forma e largura do processo alveolar ósseo. (Fig. 4C) (Fig. 5A)

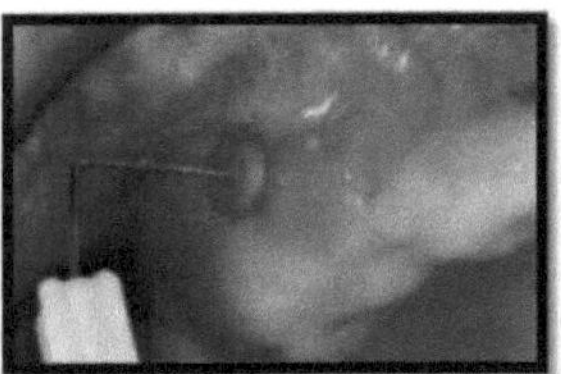

FIG.4C: MEDIÇÃO DA ESPESSURA DA MUCOSA COM AGULHAS

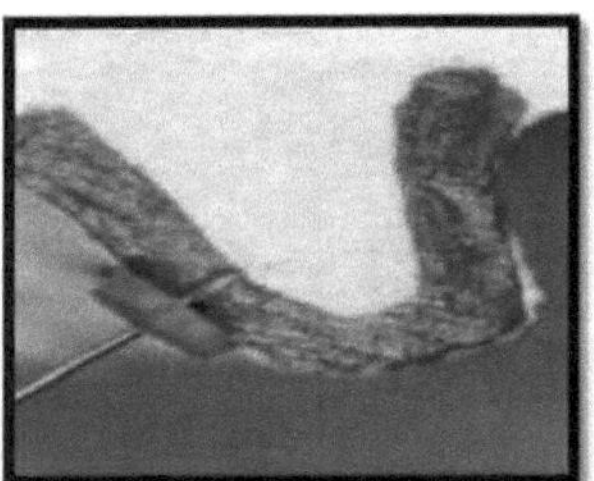

FIG.5A: TRANSFERÊNCIA DAS MEDIDAS CLÍNICAS PARA A SECÇÃO DE CORTE NO MODELO DE GESSO

A medição da espessura da mucosa também pode ser feita utilizando um **osteómetro**. Este instrumento fornece uma medição fiável da largura do osso. (Fig. 5B)

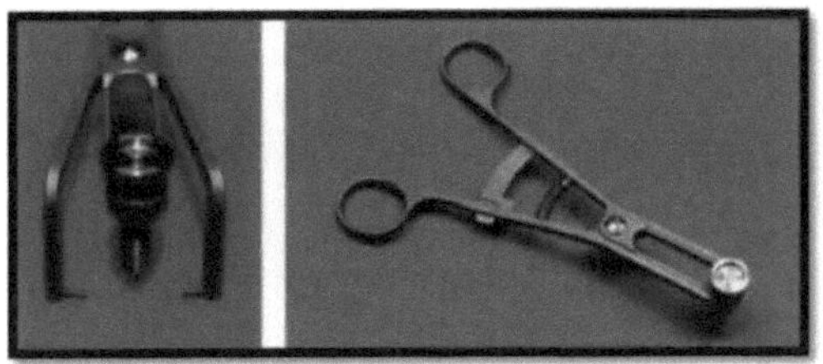

FIG.5B: O OSTEÓMETRO

Os moldes de diagnóstico são réplicas positivas dos tecidos da cavidade oral. Um conjunto de moldes pode ser utilizado como registo permanente das condições de pré-tratamento para questões dentárias legais, uma vez que podem ser realizados procedimentos não reversíveis. Os moldes de diagnóstico e as configurações de pré-tratamento também podem ser utilizados em apresentações para motivar a aceitação do tratamento proposto por parte do doente.[73] (Fig.5C)

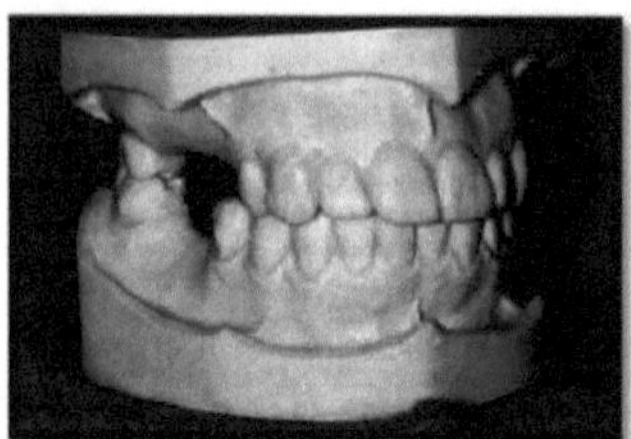

FIG.5C: **MOLDES DE DIAGNÓSTICO**

GUIAS CIRÚRGICOS

O modelo cirúrgico dita ao cirurgião a colocação do corpo do implante que oferece a melhor combinação de -

(1) Suporte para as forças repetitivas de oclusão,

(2) Estética, e

(3) Requisitos de higiene.

As guias cirúrgicas ajudam o dentista a posicionar corretamente os implantes.

Requisitos ideais:

O modelo deve ser estável e rígido quando estiver na posição correcta.

Se a arcada tratada tiver dentes remanescentes, a férula deve encaixar sobre ou à volta de dentes suficientes para a estabilizar na posição.[73] (Fig. 6A)

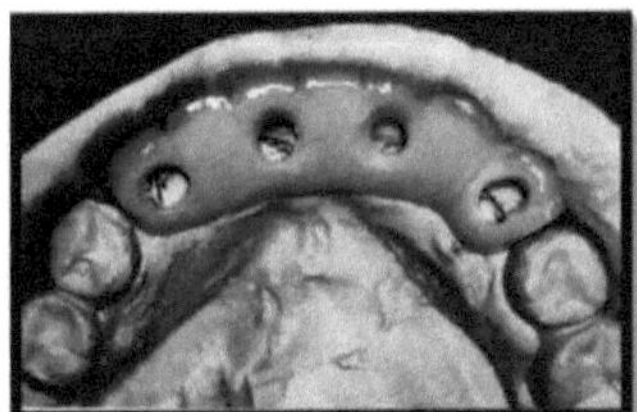

FIG.6A: UM MODELO EM ACRÍLICO QUE INDICA A POSIÇÃO PRETENDIDA DOS IMPLANTES NO MOLDE PRINCIPAL.

Avanços na orientação cirúrgica

As guias cirúrgicas avançadas requerem a tomografia computorizada (TC) como pré-requisito para a análise, devido à sua precisão superior em comparação com todas as outras técnicas radiográficas. Estas guias também necessitam de uma renderização suportada por software para melhorar o planeamento através da utilização da visualização tridimensional, tal como demonstrado por **Jacobs et al**[74] que referiram que os dentistas que utilizam secções transversais bidimensionais fazem numerosas modificações durante a fase cirúrgica do tratamento, enquanto que a adição de uma representação tridimensional melhora a correlação entre o planeamento e a colocação real. Também encontraram pouca correlação entre as complicações anatómicas previstas e a presença dessas complicações no momento da cirurgia, quando foram utilizadas apenas projecções planas. **Verstreken et al**[75] também descobriram que o planeamento foi melhorado no que diz respeito à posição, considerações de propagação biomecânica e estética.

A orientação cirúrgica pode ser classificada em duas categorias:

1. Fabrico de guias assistido por computador utilizando o planeamento virtual das posições dos implantes. As guias são entregues aos cirurgiões antes do procedimento, não sendo possível qualquer modificação durante a cirurgia.

2. As técnicas de navegação utilizam o fabrico de guias. Não há orientação da broca, mas o software fornece feedback em tempo real ao cirurgião para comparar a execução com o planeamento.[76] Por conseguinte, é possível efetuar alterações durante a cirurgia, se necessário.

1. Conceção e fabrico de guias cirúrgicos assistidos por computador

Estão disponíveis várias técnicas de engenharia, como a sinterização a laser, para fabricar modelos tridimensionais. Um dos sistemas utiliza um processo de fabrico assistido por computador (CAM) denominado estereolitografia. (Fig. 6B)

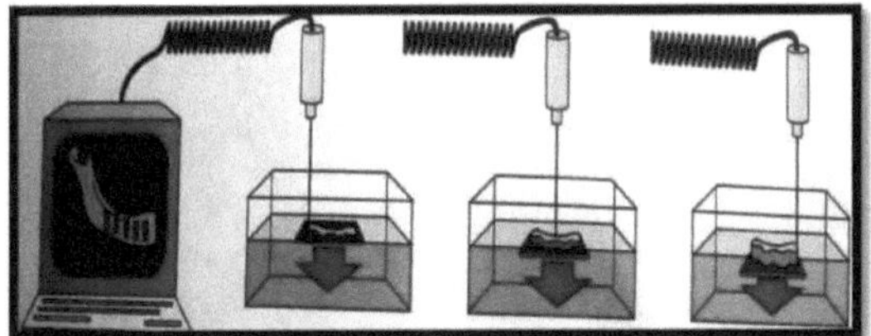

FIG. 6B: **FABRICO ESTEREOLITOGRÁFICO DE GUIAS CIRÚRGICAS.**

Para o fabrico de guias cirúrgicas de implantes dentários, o plano do dentista é utilizado para desenhar as guias e as limas de TC são utilizadas para preparar as guias para serem suportadas em tecidos duros ou moles. Uma vez concluídos os desenhos, as guias são processadas com o método estereolitográfico e os tubos de aço inoxidável são posteriormente pressionados no local.[77] O dentista recebe o modelo anatómico e as guias cirúrgicas por correio e pode observar a anatomia antes de proceder à cirurgia.

As superfícies de tecidos moles são normalmente difíceis de visualizar em imagens de TAC. No entanto, a visualização das cristas é possível através do fornecimento de um modelo de scannographie contendo uma base radiopaca. Esta abordagem é adequada para casos edêntulos: um duplicado da prótese é processado com um meio radiopaco para que a base seja visível, representando os tecidos moles.[78]

Para ultrapassar estas deficiências, um método alternativo utiliza a perfuração de guias.[79] O método requer a incorporação de marcadores metálicos em locais específicos da guia de digitalização que, por conseguinte, devem ser fornecidos pelo fabricante. Uma vez devolvida e utilizada durante a tomografia computorizada, o dentista cria um plano cirúrgico utilizando um software (SimPlant, CSI Materialise) de forma tradicional. O plano é então transferido para a guia utilizando a prensa de perfuração accionada por computador. Em seguida, são adicionadas mangas de guia metálicas para uma orientação ideal das brocas cirúrgicas. Neste sistema, é fabricado apenas um modelo, mas as guias de broca com diâmetros incrementais são inseridas sequencialmente nos cilindros mestres receptores.

Devido à capacidade de a guia assentar nos dentes naturais, este método pode ser aplicado a pequenos espaços desdentados. Se for necessária uma maior estabilidade quando estão presentes poucos ou nenhuns dentes, pode ser adicionado um sistema de fixação, afastado dos locais dos implantes. Finalmente, a guia cirúrgica pode ser convertida numa restauração provisória para casos de carga imediata.

(Fig. 6C)

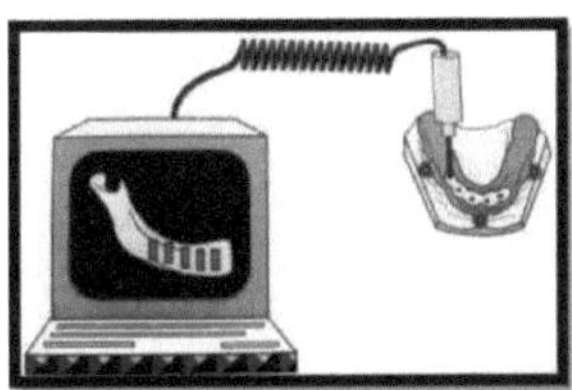

FIG. 6C: **SISTEMA DE PERFURAÇÃO CAD/CAM ACCIONADO POR COMPUTADOR.**

Estão em curso melhorias nestes guias cirúrgicos, em particular para o controlo do posicionamento coronoapical. É necessária mais investigação, uma vez que as osteotomias com brocas únicas e maiores podem potencialmente sobreaquecer a superfície óssea.[80] (Fig. 6D)

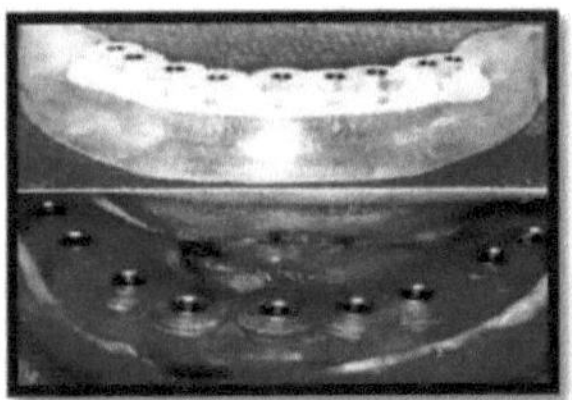

FIG. 6D: **UM GUIA CIRÚRGICO GERADO ATRAVÉS DA UTILIZAÇÃO DE *DADOS DE TOMOGRAFIA* COMPUTORIZADA**

2. Navegação cirúrgica

A guia de escanografia inclui marcadores fiduciais para cruzar as posições do maxilar com a tomografia computadorizada e o planeamento virtual do implante é efectuado através de software. Para a cirurgia, a peça de mão está equipada com um dispositivo de posicionamento tridimensional, como um digitalizador eletromagnético ou díodos emissores de luz.[81,82] São também necessários marcadores extra-orais ligados à guia cirúrgica, para que o computador possa analisar as posições do maxilar e da peça de mão relativamente uma à outra.

Utilizando a abordagem de localização por díodos emissores de luz e um sistema de rastreio, **Wanschitz et al**[83] efectuaram um teste de precisão in vitro e concluíram que a precisão era inferior a 1 mm. São necessários mais estudos, mas a aplicação clínica está a começar e é provável que cresça rapidamente quando os custos forem reduzidos.

PRÉ-REQUISITOS ANATÓMICOS PARA IMPLANTES DENTÁRIOS

O principal objetivo da implantologia dentária é a ancoragem dos implantes no osso. O osso é medido em

i. Largura,

ii. Altura,

iii. Comprimento,

iv. Angulação, e

v. Relação entre a altura da coroa e o corpo do implante.

Após a cicatrização do implante, a região da crista é a zona que recebe mais stress. Como resultado, o comprimento do implante não é uma forma eficaz de diminuir as cargas na crista à volta de um implante.

I. Altura do osso disponível

Uma vez estabelecida a altura mínima do implante para cada desenho de implante e densidade óssea, a largura é mais importante do que o comprimento adicional. A região da eminência do canino maxilar oferece frequentemente uma maior altura de osso disponível do que os outros locais anteriores do maxilar.[84]

Esta altura óssea também é influenciada pela anatomia esquelética; os doentes com Classe II de Angle têm uma altura mandibular mais baixa e os doentes com Classe III de Angle apresentam a maior altura.[85] A largura do osso na maxila posterior é reabsorvida mais rapidamente do que a sua contraparte mandibular.[86]

Um estudo de 431 pacientes realizado por **Misch CE et al**[87] revelou que, na maxila e mandíbula parcialmente edêntulas, a colocação de implantes com pelo menos 6 mm de comprimento era possível em apenas 38% e 50%, respetivamente. As arcadas edêntulas podiam receber implantes em 55% e 61% das vezes, respetivamente.

Uma radiografia panorâmica continua a ser o método mais comum para a determinação preliminar da altura óssea disponível. A altura mínima de 9 mm aplica-se à maioria dos desenhos de implantes endósteos em forma de parafuso em osso denso. Este requisito de altura pode ser reduzido no osso muito denso da sínfise de uma mandíbula atrófica, quando a prótese é uma sobredentadura, ou aumentado no osso muito poroso da maxila posterior.[88]

II. Largura do osso disponível

A largura do osso disponível é medida entre as placas facial e lingual na crista do potencial local do implante. A osteoplastia proporciona uma maior largura de osso, embora com uma altura reduzida.

Os implantes de forma radicular com um diâmetro de crista de 4 mm requerem normalmente mais de 5 mm de largura óssea para assegurar uma espessura óssea e um fornecimento de sangue suficientes à volta do implante para a sua sobrevivência. A espessura óssea mínima situa-se exclusivamente no contorno médio-facial e médio-lingual da região da crista.

III. Comprimento do osso disponível

A largura ideal do implante para a substituição de um único dente ou de vários implantes adjacentes está frequentemente relacionada com o dente natural que está a ser substituído no local. O dente tem a sua maior largura nos contactos interproximais, é mais estreito na junção cemento-esmalte (CEJ), e é ainda mais estreito no contacto ósseo, que está 2 mm abaixo da CEJ. O diâmetro ideal do implante corresponde à largura do dente natural 2 mm abaixo da junção cemento-esmalte (se também estiver a 1,5 mm do dente adjacente), para que a emergência da coroa do implante através do tecido mole seja semelhante à de um dente natural.[89]

IV. Angulação óssea disponível

A angulação do osso é o quarto fator determinante do osso disponível. Idealmente, o osso é perpendicular ao plano de oclusão, está alinhado com as forças de oclusão e é paralelo ao longo eixo da restauração protética.

Além disso, a largura mais estreita do osso não permite tanta latitude na colocação relativamente à angulação dentro do osso. Isto limita a angulação aceitável do osso no rebordo estreito a 20 graus em relação ao eixo das coroas clínicas adjacentes ou a uma linha perpendicular ao plano oclusal.

V. Altura da coroa

A altura da coroa afecta a aparência da prótese final e também afecta a quantidade de força de momento no implante e no osso da crista circundante durante a carga oclusal.

Seios maxilares: Regra geral, os implantes não devem ser colocados a menos de 1-2 mm da base do seio maxilar.

Relação coroa implante: O rácio entre a coroa e a raiz do implante deve ser idealmente inferior a 1 ou o mais próximo possível de 1:1.

Forma dos maxilares: A extração de dentes leva a uma remodelação do osso alveolar. Mandíbula - a reabsorção ocorre por lingual nas áreas pré-molares e por vestibular nas áreas molares. Maxila - a reabsorção ocorre principalmente na face vestibular porque o osso cortical da maxila é mais fino vestibularmente do que palatalmente. Devido à atrofia do rebordo alveolar, o processo de reabsorção resulta em formas características.

Verhoeven JW e Cune MS[89] avaliaram a utilidade de uma técnica radiográfica convencional para medir a altura da mandíbula, ou seja, a radiografia cefalométrica lateral oblíqua (OLCR). Em 16 pacientes com implantes permucosos na mandíbula anterior, as OLCRs foram repetidas no mesmo dia. Em 12 outros doentes, foram efectuados pares de radiografias da mesma área da mandíbula utilizando uma direção de feixe de raios X horizontal "padrão" e uma direção de feixe de raios X horizontal "óptima" determinada individualmente; a diferença máxima entre estas duas angulações foi de mais ou menos 7,5 graus.

A técnica radiográfica (OLCR) e de análise (IBAS) descrita pode ser utilizada de forma relativamente simples para estudos clínicos. Os métodos descritos parecem ser úteis para medir a altura mandibular em estudos longitudinais em pacientes com ou sem implantes.

Norton MR e Gamble C[90] propuseram uma classificação óssea utilizando exames de tomografia computorizada. Os resultados de uma análise extensiva de exames de tomografia computorizada utilizando o software SimplantTM (Columbia Scientific Inc., Columbia, MD, EUA) demonstram que é possível estabelecer uma escala objetiva de densidade óssea baseada na escala de Houndsfield e que existe uma forte correlação entre o valor da densidade óssea e a pontuação subjectiva de qualidade (P=0,002), bem como entre a pontuação da densidade óssea e a região da boca (P<0,001)

Gray CF et al[91] analisaram a utilização da ressonância magnética na implantologia dentária. Afirmaram que, para a colocação precisa e segura de implantes dentários e o planeamento da cirurgia associada, é necessária uma avaliação completa da anatomia cirúrgica do local. A ressonância magnética (RM) não implica qualquer exposição a radiações ionizantes e permite a aquisição direta de informações tomográficas em qualquer plano desejado. A RM pode ser utilizada com segurança para avaliações pré-cirúrgicas. Os artefactos são poucos e, na maioria dos casos, localizados. A confiança cirúrgica resultante da informação seccional obtida é um passo em frente significativo na colocação segura de implantes dentários.

Sakakura CE et al[92] realizaram uma pesquisa sobre a prescrição radiográfica na avaliação de implantes dentários, entrevistando 69 dentistas no Brasil. Os principais motivos apontados para a prescrição da radiografia panorâmica foram a ampla cobertura e o custo (86,4%). Este estudo mostrou que a maioria dos dentistas deste estudo prescreve radiografias panorâmicas na avaliação de implantes dentários com base na ampla cobertura e no custo.

Stoppie N et al[93] realizaram um estudo com 24 amostras de osso de oito maxilares humanos de cadáveres para determinar os valores Hounsfield de locais ósseos seleccionados numa tomografia computorizada (TC) do maxilar e para investigar a relação entre este parâmetro radiológico e os parâmetros estruturais. Concluíram que, com a atual tecnologia de tomografia computorizada, as previsões das propriedades mecânicas do osso trabecular dos maxilares baseadas nos valores de Hounsfield só eram válidas para maxilares com uma fina camada de osso cortical. Para maxilares com uma camada cortical mais espessa, a previsão das propriedades mecânicas diminuiu significativamente.

Chen LC et al[94] tinham como objetivo comparar a medição do mapeamento do rebordo antes da reflexão do retalho cirúrgico e a medição utilizando imagens de tomografia computorizada de feixe cónico (CBCT) com a medição direta com paquímetro após a exposição cirúrgica do osso. Os autores concluíram que o mapeamento do rebordo fornece medições da largura do rebordo buco-lingual consistentes com as obtidas por medição direta com paquímetro após exposição cirúrgica do osso. A CBCT foi menos consistente em comparação com a medição direta com paquímetro e não fornece qualquer informação de diagnóstico adicional e significativa.

Turkyilmaz I e McGlumphy EA[95] efectuaram um estudo clínico em 300 pacientes, com o objetivo de determinar a densidade óssea local nos locais receptores de implantes dentários utilizando a tomografia computorizada (TC) e de investigar a influência da densidade óssea local nos parâmetros de estabilidade dos implantes e no sucesso dos implantes. Concluíram que a TC é uma ferramenta útil para determinar a densidade óssea nos locais receptores de implantes, e que a densidade óssea local tem uma influência predominante na estabilidade primária do implante, que é um determinante importante para o sucesso do implante.

CIRURGIA DE IMPLANTES

Após a avaliação pré-cirúrgica e o planeamento do tratamento, a execução cirúrgica da colocação do implante é o procedimento crítico seguinte na obtenção de implantes osseointegrados bem sucedidos. Os factores mais importantes a controlar na cirurgia de implantes são:

- Uma técnica estéril que evite a contaminação da superfície do implante.

- Evitar danos no osso devido a lesões térmicas durante o processo de perfuração.

- Preparação cuidadosa do local do osso para que o implante seja estável aquando da colocação.

- Colocação do implante numa posição estética e funcionalmente aceitável.

- Evitar cargas excessivas durante o período de cicatrização.

Um mau controlo destes factores pode levar a uma falha na osteointegração, que se pode manifestar posteriormente como:

- Infeção no local do implante.

- Mobilidade do implante ou o implante pode ser rodado ao tentar retirar ou fixar um componente.

- Dor causada por inflamação no osso que rodeia o implante. Isto pode manifestar-se como dor ao pressionar o implante.

- Um espaço radiolucente à volta do implante que é consistente com um encapsulamento fibroso.

O principal objetivo da utilização de implantes em medicina dentária é estabelecer uma ancoragem estável para uma prótese fixa ou removível. Para permitir que a osteointegração ocorra e seja mantida, o manuseamento do tecido ósseo durante a cirurgia deve ser cuidadoso. É importante reconhecer que o osso é um tecido vivo que não deve ser exposto a traumas indevidos.[97]

COLOCAÇÃO DE IMPLANTES

Atualmente, são utilizados dois tipos básicos de implantes com forma de raiz. A primeira categoria de implantes foi introduzida e desenvolvida por Branemark e colegas e os implantes são designados por implantes de duas peças. As duas peças são compostas por um corpo de implante e um pilar separado.[96]

A segunda categoria de implantes é designada por implantes de uma só peça. Este conceito foi introduzido e desenvolvido por Schroeder. Um implante de uma só peça compreende o corpo do implante e o pilar de cicatrização de tecidos moles fabricados numa só peça.[97]

COLOCAÇÃO DE IMPLANTES **em duas fases**

Na mandíbula, os implantes são deixados em repouso durante 2 a 4 meses, enquanto que na maxila são deixados a cicatrizar durante 4 a 6 meses.

Na segunda fase da cirurgia (exposição), o implante é descoberto e é ligado um pilar de cicatrização para permitir a emergência do implante/pilar através dos tecidos moles, facilitando assim o acesso ao implante a partir da cavidade oral. O dentista restaurador procede então aos aspectos protéticos da terapia com implantes.[98]

Primeira fase da cirurgia para a colocação de implantes:

Na primeira fase da cirurgia, o implante é instalado no local planeado e é deixado como tal durante 3 a 6 meses para cicatrização.

Cuidados pré-operatórios e analgesia

Os cuidados pré-operatórios básicos devem incluir:

1. Lavagem anti-séptica da cavidade oral e da pele perioral.

2. Administração de analgésicos.

3. Administração de antibióticos.[95]

Elevação da aba

O desenho e a elevação do retalho devem conseguir uma exposição completa da crista edêntula, incluindo quaisquer concavidades ósseas e a identificação de estruturas anatómicas importantes. O retalho também deve ser fechado facilmente com suturas sob tensão mínima, com linhas de incisão baseadas em osso sadio.[98]

Conceção da aba para sítios estéticos:[99]

Os locais estéticos para a terapia com implantes estão localizados principalmente no maxilar anterior, incluindo os locais dos primeiros pré-molares. É importante evitar a colocação de incisões de alívio inclinadas obliquamente sobre superfícies radiculares proeminentes, porque a ferida pode romper-se se existirem deiscências ósseas subjacentes e pode resultar em recessão gengival.[99]

Este desenho também é uma estratégia útil nos casos em que os procedimentos de aumento ósseo podem ser necessários na face vestibular, para assegurar o fecho adequado da ferida, longe de quaisquer superfícies de implante, materiais de enxerto ou membranas GBR. No entanto, nestes últimos casos, é provavelmente prudente colocar incisões de alívio pelo menos num dente, lateral à área de tratamento de aumento.[100]

A principal controvérsia no desenho do retalho para implantes de um único dente é se deve envolver e refletir as papilas adjacentes ou não. Evitar a reflexão da papila tem como objetivo preservar a estética destas estruturas que são difíceis ou impossíveis de reconstruir se forem perdidas.[100]

1. Em locais com uma distância mesiodistal inferior ou igual a 7 mm, para refletir as papilas.

2. Em locais com 8 mm ou mais, uma incisão crestal mesiodistal de 5-6 mm permitirá a não reflexão de uma largura adequada de tecido papilar para recomendar a técnica.

3. Se existirem dúvidas quanto à necessidade de expor estruturas anatómicas, como o nervo incisivo, ou se puderem ser indicadas técnicas de aumento, recomenda-se novamente o desenho de um retalho mais largo que incorpore papilas.[100]

Considerações adicionais em maxilares edêntulos

No maxilar ou na mandíbula edêntulos, uma incisão de alívio labial na linha média, que se estende até ao sulco, permite ao cirurgião elevar mais facilmente sob o periósteo, especialmente quando a crista do rebordo é em forma de faca ou irregular. A incisão de alívio também reduz a tensão no retalho vestibular, tornando a retração muito mais fácil.[100]

Preparação dos ossos

Após a elevação do retalho, o tecido ósseo deve ser preparado para a instalação do implante. A perfuração no tecido ósseo pode aumentar a temperatura no local recetor.[97] O nível limite para a lesão dos osteócitos situa-se à volta dos 47°C, apenas cerca de 10°C acima da temperatura corporal.[101] A morte das células ósseas resultará numa reabsorção mais extensa e na falha da osteointegração. Isto é evitado através de:

- ✓ Arrefecimento cuidadoso do osso e das brocas com solução salina estéril abundante
- ✓ Utilização de berbequins afiados
- ✓ Controlo da velocidade de corte.

Para minimizar o risco de instabilidade inicial do implante, foi recomendada uma técnica cirúrgica ajustada, utilizando brocas mais finas ou implantes de maior diâmetro.

A velocidade de corte das brocas durante a preparação principal dos locais é de aproximadamente 1500-2000 rpm. Se for necessário perfurar o local, como no protocolo original de Brânemark, isso é feito a velocidades de aproximadamente 20 rpm.[102]

Gestão pós-operatória

Recentemente, foram efectuados estudos que avaliaram a carga imediata de implantes dentários colocados de imediato.[103] Isto foi efectuado principalmente quando existem quatro ou mais implantes que se estendem à volta de uma curva e que estão rigidamente unidos.[104] É prematuro considerar o carregamento de implantes individuais nesta altura, uma vez que existem variáveis significativas que podem atrasar a cicatrização do implante. A colocação de uma coroa provisória, mesmo que não esteja a funcionar, transmite carga ao implante.

Gestão de tecidos moles

Um dos factores mais críticos na estética da restauração com implantes é a forma gengival. Se for possível colocar o implante dentário com o mínimo de perturbação dos tecidos peri-implantares e fornecer suporte imediato, a gestão dos tecidos será facilitada.

TÉCNICA DE COLOCAÇÃO DE IMPLANTES SEM RETALHO

O procedimento cirúrgico durante a colocação de implantes requer a elevação de um retalho mucoperiosteal para visualizar as estruturas subjacentes. A reflexão do retalho tem sido motivo de preocupação relativamente à reabsorção óssea à volta dos implantes.

Van der Zee[104] no seu estudo, concluiu que a perda óssea ocorre após a reflexão do retalho, juntamente com a recessão gengival.

Foi recentemente introduzida uma técnica inovadora de colocação de implantes sem elevação de um retalho mucoperiosteal, descrita como cirurgia de implantes sem retalho. Tem a vantagem distinta de reduzir a perda óssea e aumentar o conforto do paciente.

Procedimento cirúrgico sem retalho

A cirurgia sem retalho envolve o acesso ao osso por qualquer uma das vias:

A. Perfuração de uma pequena quantidade de tecido mole, apenas a quantidade necessária para a preparação da osteotomia e colocação do implante, ou

B. Preparação do local da osteotomia através da perfuração direta do tecido mole.[105]

A. *Técnica de punção* Na técnica de punção, é efectuada uma incisão circunferencial na gengiva, no centro do local do implante, utilizando um gabarito cirúrgico. O corte é efectuado com uma lâmina rotativa circunferencial a baixa velocidade (100 rpm). O bisturi circunferencial deve ser, pelo menos, 1 mm mais largo do que o implante a colocar. O tecido gengival incisado é removido com uma cureta ou uma pinça hemostática de mosquito.[106]

B. *Técnica de perfuração:* Na técnica de perfuração, a área de colocação do implante é marcada no tecido mole utilizando um modelo cirúrgico e, em seguida, a preparação do local da osteotomia é efectuada com brocas convencionais, perfurando diretamente o tecido mole na área marcada.[106]

CRITÉRIOS DE SUCESSO DOS IMPLANTES - Os critérios de sucesso dos implantes endósteos foram propostos anteriormente por vários autores. O relatório de **Albrektsson *et al*** (1986) é atualmente muito utilizado. É o seguinte[107] :

1. Um implante individual, não fixado, é imóvel quando testado clinicamente.

2. O exame radiográfico não revela qualquer radiolucência peri-implantar.

3. Após o primeiro ano de funcionamento, a perda óssea vertical radiográfica é inferior a 0,2 mm por ano.

4. O desempenho individual do implante é caracterizado por uma ausência de sinais e sintomas como dor, infecções, neuropatias, parestesia ou violação do canal dentário inferior.

5. No mínimo, o implante deve cumprir os critérios acima referidos com uma taxa de sucesso de 85% no final de um período de observação de 5 anos e de 80% no final de um período de 10 anos.

Em 1993, foi criada por James uma escala de qualidade de saúde dos implantes, desenvolvida por Misch.[108] É a seguinte:

GROUP	CLINICAL CONDITION	TREATMENT
I (Optimum conditions)	✓ No pain or tenderness on palpation, or function. ✓ Rigid fixation; No horizontal or vertical mobility under 500 g. load. ✓ < 1.5mm original crestal bone loss ✓ < 1.0 mm bone loss in preceding 3 years ✓ Stable probing (sulcus) depth . ✓ No exudate. ✓ No radiolucency	Normal maintenance
II (Moderate Health)	✓ No pain or tenderness on palpation, or function. ✓ Rigid fixation; No horizontal or vertical mobility under 500 g. load.	Reduce stresses Shorter intervals between

	✓ > 1.5mm original crestal bone loss ✓ < 1.0 mm bone loss in preceding 3 years ✓ < 3.0mm increasing sulcus depth in preceding 3 years ✓ Past transient exudates history (+)/(-) ✓ No radiolucency	hygiene Yearly radiographs.
III (Moderate Implantitis)	✓ No pain or tenderness on palpation, or function. ✓ Rigid fixation; 0 to 1mm horizontal mobility , ✓ >3.0 mm crestal bone loss in preceding 3 years ✓ > 3.0mm probing depth in preceding 3 years ✓ History of exudate ✓ Slight radiolucency around a portion of implant	Reduce stresses Drug therapy, antibiotics, chlorhexidiene Surgical re-entry Change in prostheses and/or add implant
IV (clinical failure)	✓ Pain on palpation, or function. ✓ > 1mm mobility horizontally; any vertical mobility or progressive bone loss ✓ Uncontrolled exudates	Removal of implant

	✓ Generalized radiolucency	
V (Absolute failure)	Implants surgically removed. Implants exfoliated	Bone graft

Escala de Qualidade de Saúde dos Implantes de Pisa do Congresso Internacional de Implantologistas Orais (ICOI)[109]

A Qualidade de Saúde dos Implantes ICOI Pisa baseia-se numa avaliação clínica. O consenso estabeleceu três categorias principais:

A. Sucesso,
B. Sobrevivência, e
C. Falha.

As condições de sobrevivência dos implantes podem ser de 2 categorias diferentes:

I. Sobrevivência satisfatória
II. Sobrevivência comprometida

Os implantes que esfoliaram ou foram removidos cirurgicamente também se encontram nesta categoria de falha.

IMPLANT QUALITY SCALE GROUP	CLINICAL CONDITIONS
I. Success (optimum health)	a) No pain or tenderness, upon function. b) 0 mobilty c) < 2.0 mm of radiographic bone loss from initial surgery. d) no exudates history.
II. Satisfactory survival	a) No pain upon function. b) 0 mobilty c) 2.0-4 mm of radiographic bone loss d) no exudates history.
III. Compromised survival	a) May have sensitivity on function b) No mobility c) Radiographic bone loss >4mm(less than half of implant body). d) Probing depth >7mm

	e) May have exudates history.
IV. Failure (clinical or absolute failure)	Any of following: a) Pain on function b) Mobility c) Radiographic bone loss greater than half length of implant d) Uncontrolled exudates e) No longer in mouth

Ericsson I et al[110] realizaram um estudo clínico e radiográfico para avaliar o resultado do tratamento de substituições de dentes unitários com coroas artificiais retidas em implantes instalados de acordo com um procedimento cirúrgico de 1 fase e carga imediata (Grupo Experimental½EG) em comparação com o conceito original de 2 fases (Grupo de Controlo½CG). A análise das radiografias do GE, bem como do GC, revelou que, durante o período de observação de 12 meses, a alteração média do suporte ósseo foi de cerca de 0,1 mm.

Hultin M et al[111] avaliaram o estado clínico, radiográfico e microbiológico dos implantes após 10 anos de carga funcional em pacientes tratados para edentulismo parcial. Os autores concluíram que os resultados a longo prazo com implantes em pacientes parcialmente dentados são semelhantes aos observados em pacientes edêntulos e que não ocorreram alterações significativas após 5 anos de acompanhamento durante um período adicional de 5 anos.

Craig DC et al[112] avaliaram uma técnica de sedação que envolvia a titulação de midazolam intravenoso até um ponto final de sedação ideal, seguido de uma infusão contínua de propofol. 20 pacientes foram tratados em 23 ocasiões. Foi injetado um bolus de 2 mg de midazolam por via intravenosa, seguido, após 90 s, de incrementos de 1 mg até o doente estar adequadamente sedado. 30 minutos após esta indução, foi iniciada uma infusão de propofol a uma taxa que variou entre 0-300mg/h. Os autores concluíram que a técnica de sedação tira partido das diferentes propriedades farmacocinéticas do midazolam e do propofol.

Ullbro C et al[113] relataram um caso de uma mulher diagnosticada com a síndrome de Papillon-Lefevre. Perdeu todos os seus dentes, incluindo os terceiros molares, aos 18 anos de idade. Usou uma prótese total durante 7 anos, antes de serem instalados 5 implantes de titânio na mandíbula. Os resultados após $4^{1/2}$ anos de instalação dos implantes mostraram que o tratamento foi clinicamente bem sucedido. Não foram detectados *Aactinomycetemcomitans* nem *P. gingivalis* em nenhum dos implantes. Os autores concluíram que a utilização de implantes poderia aumentar consideravelmente as opções terapêuticas futuras para os pacientes com problemas dentários graves.

Kahnberg KE et al[114] efectuaram um estudo prospetivo da cirurgia de uma fase com transplante ósseo intra-sinusal e implantes em 26 pacientes (13 homens e 13 mulheres). O objetivo do estudo era avaliar a taxa de sucesso do procedimento de levantamento do seio maxilar numa só fase em pacientes com necessidade de aumento ósseo do processo alveolar. No final do estudo, 23 pacientes tinham pontes definitivas. A taxa de sobrevivência foi baixa para implantes suportados por inlays quando foi aplicada a técnica cirúrgica de uma fase. A cirurgia em duas fases pode ser um método mais seguro.

Heydenrijk K et al[115] tinham como objetivo avaliar a viabilidade da utilização de um implante de duas partes num procedimento de uma fase e monitorizar a microflora na área peri-implantar em relação aos resultados clínicos e radiográficos. Após a aleatorização, 40 pacientes edêntulos receberam dois implantes IMZ na mandíbula anterior inseridos através de um procedimento cirúrgico de uma ou duas fases para tratamento de sobredentadura. Não foram encontradas diferenças significativas entre os dois grupos no que respeita aos parâmetros clínicos durante o período de avaliação. Os autores concluíram que os implantes de duas partes inseridos num procedimento de uma fase podem ser tão previsíveis como os inseridos no procedimento comum de duas fases. O sulco peri-implantar pode albergar, e alberga, potenciais agentes patogénicos periodontais sem sinais significativos de degradação dos tecidos.

Wennstrom JL et al[116] avaliaram prospectivamente o resultado de 5 anos de restaurações protéticas unitárias suportadas por implantes. Um total de 45 implantes auto-roscantes - 40 na maxila e cinco na mandíbula - foram instalados num procedimento de duas fases. Foram efectuados exames clínicos e radiográficos após 3-6 meses. Os resultados mostraram uma taxa de insucesso global de 2,6% (ao nível do sujeito) e 2,3% (ao nível do implante). A perda média de osso marginal nos implantes durante o primeiro ano em função foi de 0,06 mm ao nível do sujeito e 0,02 mm ao nível do implante.

Turkyilmaz I et al[117] avaliaram os resultados clínicos e radiológicos dos implantes não aplintados que suportam a sobredentadura mandibular quando se aplicaram protocolos de carga convencional ou precoce. Os parâmetros peri-implantares foram registados 1, 6 e 12 meses após a cirurgia. As medições da estabilidade clínica foram efectuadas no momento da cirurgia e

3, 6 e 12 meses. Os resultados do estudo mostraram que nenhum implante de nenhum dos grupos foi perdido. Os parâmetros clínicos peri-implantares, as medidas de estabilidade clínica e as reabsorções ósseas marginais não mostraram diferenças estatisticamente significativas entre os dois grupos durante 12 meses.

Khoury SB et al[118] efectuaram um estudo piloto para determinar se o fluido crevicular peri-implantar (PICF) pode ser utilizado para detetar alterações precoces em torno de implantes colocados com um protocolo cirúrgico de uma fase após 1 semana de cicatrização. Verificou-se um aumento dos níveis de IL-1β e -8 no PICF uma semana após a cirurgia. A conclusão do estudo foi que o conteúdo do PICF pode ser estudado logo na primeira semana após a colocação de um implante numa fase. Os resultados levantam dúvidas relativamente à utilidade clínica da profilaxia com amoxicilina.

Degidi M et al[119] efectuaram um estudo para comparar e avaliar os níveis de osso e tecido mole em implantes unitários imediatamente restaurados posicionados na região anterior estética. Não foi encontrada uma correlação significativa entre a perda óssea e a presença de papila. O estudo concluiu que na área interproximal entre o implante e o dente natural, a papila não parece ser afetada pela perda óssea peri-implantar. A restauração imediata não pareceu causar uma maior quantidade média de perda óssea em comparação com a relatada anteriormente para procedimentos cirúrgicos de uma e duas fases após o primeiro ano de função.

AVANÇOS NA CIRURGIA DE IMPLANTES

O requisito para uma colocação de implantes bem sucedida é ter um volume ósseo de densidade suficiente e tecido mole suficiente para permitir a colocação de um implante de tamanho adequado numa posição e orientação desejáveis. Muitos dos procedimentos de enxerto foram desenvolvidos como procedimentos localizados para ultrapassar pequenas limitações anatómicas. Ocasionalmente, também é necessário empregar técnicas mais complexas para alterar toda a forma do rebordo alveolar, o que pode envolver adicionalmente uma alteração associada na base esquelética.[120]

Para obter uma quantidade adequada de tecido mole e duro no local de colocação do implante, têm sido utilizadas várias técnicas de aumento. Estas são as seguintes:

1. Aumento localizado do rebordo,

2. Procedimentos de elevação do seio maxilar,

3. Transposição/obliteração do nervo,

4. Osteogénese de distração,

5. Enxerto de tecidos moles.

AUMENTO DE CRISTA LOCALIZADO

A reconstrução óssea do rebordo alveolar pode ser classificada de acordo com o seu objetivo, funcional ou estético. Jovanovic dividiu as localizações na cavidade oral em.[121] (Fig. 7)

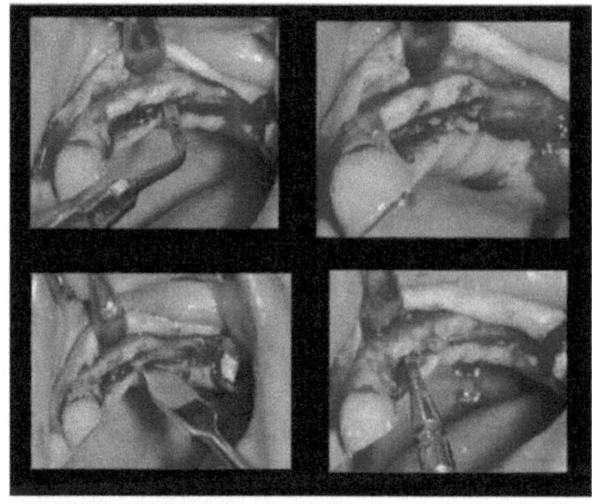

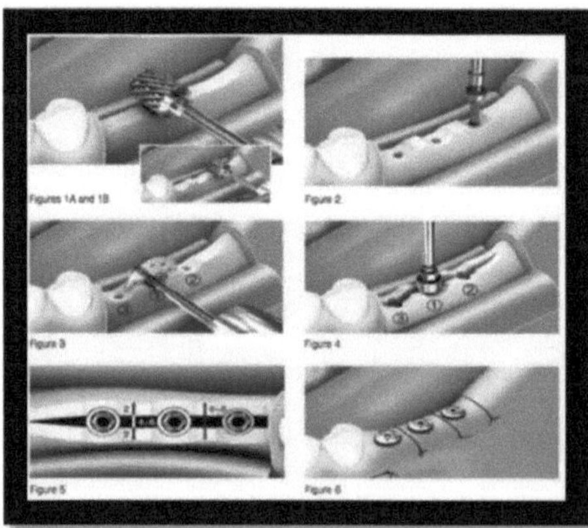

FIG. 7: **TÉCNICA DE DIVISÃO DE CRISTAS.**

1. Locais esteticamente visíveis onde a estrutura óssea adequada (que suporta o tecido mole peri-implantar para desenvolver um perfil de emergência natural) é importante para obter resultados estéticos e funcionais, e

2. Locais não esteticamente visíveis onde é necessário um suporte ósseo adequado para garantir o sucesso funcional a longo prazo.

Materiais de enxerto ósseo[122]

O grau de enxerto ósseo necessário para a colocação de implantes varia desde deficiências localizadas até aos casos em que é necessário alterar toda a forma da arcada e/ou a relação dos maxilares. Existem, portanto, muitas técnicas e materiais para facilitar esses procedimentos de enxerto, muitos dos quais podem ser usados em combinação:

1. Enxertos autógenos,

2. Aloenxertos,

3. Xenoenxertos e

4. Aloplastos.

1) Enxertos ósseos autógenos

A disponibilidade imediata de osso autógeno sempre significou que este é a primeira escolha de material de enxerto ósseo. No entanto, a aceitação por parte dos doentes da colheita de osso autógeno pode ser baixa, dada a potencial morbilidade associada a estas técnicas. Continua a ser o padrão de ouro pelo qual todos os outros materiais são avaliados e é o material de eleição.[123] As suas principais vantagens são:

- Disponibilidade
- Esterilidade
- Biocompatibilidade
- Potencial osteogénico
- Potencial osteoindutor
- Potencial osteocondutor
- Facilidade de utilização

2)   Enxertos alogénicos

Os enxertos são produzidos sob a forma de partículas com um tamanho de grão razoavelmente uniforme ou sob a forma de placas e grandes blocos. São osteocondutores, fornecendo uma estrutura para o crescimento de novo osso, e devem ser reabsorvidos como parte da renovação normal do osso, mas algumas partículas parecem permanecer intactas durante algum tempo após a colocação do enxerto Os DFDBAs também podem regenerar o osso por osteocondução, servindo como um suporte para o osso hospedeiro durante a reabsorção.[124]

As vantagens dos aloenxertos incluem a disponibilidade imediata, a eliminação da cirurgia no local do dador, a redução da anestesia e do tempo cirúrgico e a diminuição da perda de sangue. Apesar dos rigorosos testes efectuados aos dadores, continua a existir a possibilidade de alguma infeção cruzada a partir do enxerto e o desenvolvimento de outras fontes de materiais de enxerto.[125]

3)   Xenoenxertos

Os xenoenxertos são obtidos a partir de uma espécie diferente da espécie hospedeira. Os materiais representativos são a hidroxiapatite natural e o osso bovino desorganizado. A hidroxiapatite natural é sintetizada (por processamento hidrotérmico) a partir do esqueleto de carbonato de cálcio ($CaCO_3$) do coral. Tem a microestrutura tridimensional do osso natural com tamanhos médios de poros de 200 µm. A sua resistência à compressão aumenta após o crescimento dos tecidos e é considerada suficiente para suportar as forças mastigatórias exercidas pelas próteses.[125]

As desvantagens relatadas deste material são que a resistência diminui exponencialmente com o aumento da porosidade, é frágil e difícil de manusear, o material migra sob tensão durante o período de cicatrização e o material só pode ser utilizado em locais não infecciosos.

4) Materiais de enxerto aloplástico

Os materiais produzidos sinteticamente têm a vantagem de não apresentarem qualquer risco de infeção cruzada, mas podem ainda dar origem a uma resposta antigénica. Actuam como uma estrutura para a formação de osso na sua superfície e são, portanto, osseocondutores. Incluem[126] :

- Hidroxiapatite
- Fosfato de cálcio
- Fosfato tricálcico (TCP)
- Óculos bioactivos
- Carbonato de cálcio

Christer et al[127] conceberam um estudo controlado e aleatório para comparar a formação óssea em torno de microimplantes com um jato de areia,

superfície de ataque ácido colocada aquando do aumento do pavimento do seio maxilar com um fosfato de cálcio bifásico sintético (BCP) ou osso bovino desproteinizado (DBB).

Regeneração óssea guiada (ROG)

As membranas GBR foram originalmente desenvolvidas para promover o crescimento de novos tecidos dentro de um defeito volumétrico protegido para regeneração periodontal. O desejo de promover o crescimento de osso novo sem recorrer a procedimentos de enxerto levou à utilização generalizada desta técnica na cirurgia de implantes. O principal objetivo é permitir a entrada de células ósseas para promover a formação óssea no interior do defeito.

As membranas originais eram de politetrafluoroetileno expandido (PTFE, Gore-Tex™). Trata-se de um material não reabsorvível que requer remoção na segunda fase da cirurgia. O osso cortical no interior do defeito é perfurado com brocas cirúrgicas para promover a ocupação do espaço criado pelas células osteogénicas.[127]

Citocinas

Levander fez uma das primeiras sugestões da presença de extractos de proteínas que induzem a formação de novo osso quando implantados por via subcutânea ou intramuscular. Ele propôs que o material ósseo implantado contém agentes estimulantes solúveis que promovem a formação de novo osso.[128]

Lacroix confirmou estes resultados mostrando que um extrato alcoólico de epífises cartilaginosas ósseas favorecia a formação óssea. Chamou a esta substância osteogenina.[129] Urist, em 1965, observou que os extractos de proteínas podiam induzir a formação local de nova cartilagem e osso quando implantados em locais não ósseos. Mais tarde, demonstrou que os extractos de proteínas da matriz óssea descalcificada eram responsáveis pela formação de novo osso e podiam ser separados.[130]

A sua atividade é significativamente diferente: Os FGs causam várias actividades gerais, enquanto as BMPs se concentram apenas na diferenciação das células. Os GFs também alteram a taxa de crescimento do osso pré-existente, enquanto as BMPs induzem a formação de novo osso limitada ao local de implantação.

Factores de crescimento

Os tipos de factores de crescimento disponíveis são

- Fator de crescimento transformador beta (TGF-β),
- Factores de crescimento semelhantes à insulina I e II (IGF-I; IGF-II),
- Fator de crescimento de fibroblastos (FGF),
- Fator de crescimento epidérmico (EGF), e
- Fator de crescimento derivado de plaquetas (PDGF).

Todos os tipos de factores de crescimento modulam os processos de cicatrização, estimulando a migração e a proliferação de uma vasta gama de células mesenquimatosas. Também estimulam as células semelhantes aos osteoblastos a proliferar e a sintetizar colagénio. Esta é a razão de ser do novo plasma rico em plaquetas (PRP) disponível no mercado. As plaquetas ou trombócitos contêm numerosos FGs que são libertados durante o processo natural de cicatrização.

O crescimento de novos vasos sanguíneos (angiogénese), em especial, é estimulado através do PRP, e este é o primeiro e mais importante passo para a reconstrução da área do defeito. A utilização do PRP do próprio doente parece melhorar a segurança e a qualidade do osso recém-formado.

Normalmente, o PRP é produzido pelas técnicas de "plasmaferese" ou "tromboferese" através de um sistema de recolha centrífuga.

Foi recentemente introduzida uma nova tecnologia pela Harvest® SmartPReP™ (Harvest Technologies Corp., Plymouth, MA, E.U.A.) para produzir um gel de plaquetas bioativo denominado "SmartClot™". Proporciona um processo revolucionário de colheita de plaquetas, preservando simultaneamente a viabilidade das plaquetas com as suas propriedades bioactivas.[131]

Proteínas morfogenéticas ósseas

Foram identificadas mais de vinte BMPs estruturalmente únicas, todas elas capazes de produzir formação óssea ectópica. O advento das técnicas de biologia molecular e, em particular, da tecnologia de ADN recombinante aumentou substancialmente a possibilidade de produzir quantidades relativamente grandes destas proteínas. A utilização de BMPs recombinantes oferece algumas vantagens críticas em relação à utilização de BMPs derivadas de ossos de cadáveres humanos: não existem proteínas contaminantes e não há risco de transmissão de doenças infecciosas. Treze proteínas já foram purificadas e clonadas; são designadas por BMP-1 a BMP-13. Uma delas, a BMP-2 humana recombinante (rhBMP-2), foi testada em vários sistemas e verificou-se que tem uma atividade osteogénica muito elevada, o que torna a rhBMP-2 mais promissora. As BMPs induzem a formação de osso novo com todas as características do osso normal, incluindo a formação de cartilagem seguida de ossificação endocondral. As BMPs aceleram o tempo de integração implante-osso e têm um excelente potencial terapêutico na reparação de complexos de fixação dentária e periodontal.[132]

Mina M et al[133] avaliaram o efeito das BMP na osteogénese mandibular de pintainhos e concluíram, após o seu estudo alargado sobre o papel das BMP e do FGF, que, ao contrário de outras regiões da mandíbula, as BMP não desempenham um papel significativo na região mediana da mandíbula.

Osteogénese de distração

Para além dos métodos convencionais de enxerto ósseo para tratar a falta de osso, a osteogénese de distração pode tornar-se uma alternativa viável. A técnica baseia-se no "princípio do osso flutuante": a tendência natural do osso fracturado para colmatar os defeitos através da formação imediata de calo.

Este procedimento tem uma vantagem temporal de cerca de nove semanas em relação às técnicas de aumento convencionais, em que é necessária uma consolidação de pelo menos seis meses. As contra-indicações para este tipo de tratamento são, em geral, as mesmas que para o tratamento com implantes (doenças ósseas, radioterapia superior a 60 Gy, hábitos tabágicos, etc.) e incluem uma perceção negativa por parte do paciente; no entanto, uma contraindicação específica é uma altura inicial inferior a 6 mm de osso remanescente, devido ao elevado risco de fratura da mandíbula.

Rachmiel et al[134] realizaram um estudo no qual 14 pacientes foram submetidos a uma distração alveolar vertical. Em todos os 14 pacientes, observou-se que o osso maduro foi transportado verticalmente e ajudou numa melhor ancoragem do implante.

O desafio da terapia de implantes dentários na maxila posterior levou ao desenvolvimento de novas técnicas para a gestão e tratamento do rebordo alveolar maxilar deficiente. Ao contrário da mandíbula posterior, onde a prevenção e a gestão do nervo alveolar inferior são fundamentais, a estrutura crítica no maxilar posterior é o seio maxilar. Embora **Tatum**[135] tenha sido o primeiro a ser creditado com o aumento do seio maxilar para colocação de implantes, **o** artigo **de** referência **de Boyne**[136] descreveu a utilização de enxerto ósseo autógeno com acompanhamento a longo prazo.

Contra-indicações

- Não deve existir qualquer patologia sinusal.
- Pacientes com sinusite aguda.
- Fumadores de tabaco.
- Pacientes com uma distância inter-arcos excessiva.

Abordagens cirúrgicas

Existem muitas abordagens bem documentadas para o aumento do seio maxilar em preparação para a terapia com implantes. (Fig. 8) A determinação da abordagem mais adequada é geralmente elucidada pela gravidade da atrofia alveolar maxilar e pelos requisitos do tratamento de restauração planeado para o paciente.

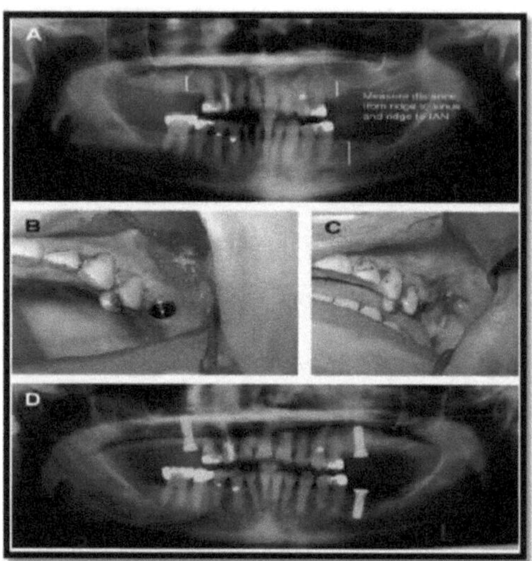

FIG. 8: O AUMENTO DO SEIO MAXILAR COMEÇA COM A IMAGIOLOGIA, A MEDIÇÃO E O DIAGNÓSTICO.

Na sua forma mais simples, a osteotomia Le Fort I é uma ferramenta agressiva e necessária nas técnicas de enxerto ósseo maxilar para o paciente com atrofia maxilar grave. Aqui, a maxila é separada da base do crânio de forma controlada através de um acesso intra-oral. A realização da fratura da maxila para baixo permite um acesso sem paralelo à maxila. A partir deste ponto de vista, o enxerto cortico-esponjoso em grandes volumes prossegue sem obstáculos. O cirurgião tem a oportunidade de enxertar o assoalho do maxilar, bem como as paredes laterais. Além disso, o avanço maxilar simultâneo para a maxila severamente deficiente permite uma melhor relação dentária para o planeamento do tratamento protético. Na maioria das circunstâncias, os implantes dentários também podem ser colocados ao mesmo tempo, com estabilidade primária proporcionada pelo enxerto de osso cortical em bloco. A decisão de proceder a uma osteotomia Le Fort I deve ser atenuada pela gravidade da atrofia maxilar, bem como pelos riscos impostos pela anestesia e por uma cirurgia de grande porte em pacientes que são frequentemente idosos e podem também apresentar problemas médicos significativos.

Na população com deformidade facial esquelética, a membrana sinusal é rotineiramente transgredida e, em alguns casos, totalmente removida. No entanto, não foi demonstrado clinicamente que isto afecte negativamente a cicatrização óssea nos locais de osteotomia ou nas áreas enxertadas do maxilar. A abordagem lateral, que é utilizada com muito mais frequência, é essencialmente uma variação da **técnica clássica de Caldwell-Luc** para acesso ao seio maxilar. Esta abordagem permite ao cirurgião de implantes aceder ao aspeto inferior e ao pavimento do seio. É efectuada uma incisão na altura da crista óssea com incisões de libertação, conforme necessário, posterior ou anteriormente, para reduzir a tensão do retalho. É criada uma osteotomia na parede lateral do seio maxilar. Devem ser tomadas medidas para proteger a mucosa do seio. A parede lateral do maxilar é então fracturada medialmente a partir de uma "dobradiça" superior ou empurrada para dentro do seio. O segmento mobilizado da parede lateral do maxilar forma um "teto" sob o qual o enxerto pode prosseguir ao longo do pavimento do seio maxilar, conforme necessário. Os implantes dentários podem ser colocados em simultâneo com esta técnica e, com os implantes colocados, o cirurgião tem a oportunidade de colocar meticulosamente o material de enxerto, conforme necessário, à volta das estruturas expostas. No entanto, a estabilidade primária dos implantes requer aproximadamente 4 mm de altura óssea. No maxilar gravemente atrófico (ou seja, com menos de 4 mm de altura óssea), deve ser considerada uma abordagem faseada, em que o enxerto ósseo é deixado consolidar antes da colocação dos implantes dentários.

Outras abordagens ao seio maxilar podem ser efectuadas através da parede nasal lateral ou através do próprio alvéolo. O aumento do seio através do alvéolo pode ser efectuado através de uma técnica de osteótomo, em que osteótomos progressivamente maiores são "batidos" através do alvéolo até ao pavimento do seio, empurrando ostensivamente o osso para cima e criando assim uma altura vertical através do local do implante. Esta abordagem é essencialmente uma técnica cega. Por conseguinte, deve ter o cuidado de evitar perfurar completamente o seio com o osteótomo para diminuir a possibilidade de fístula oral-antral. Além disso, não há oportunidade de assegurar um volume adequado ou a colocação correcta do enxerto ósseo "empurrado para cima" para facilitar a colocação do implante dentário.[136]

Elevação transalveolar do pavimento sinusal

Os implantes são frequentemente colocados com os seus ápices a estenderem-se para dentro da cavidade sinusal por alguns milímetros, quando se tenta a estabilização bicortical no maxilar, sem quaisquer problemas associados. Uma técnica mais refinada foi descrita por Summers, utilizando osteótomos específicos para conduzir o osso apicalmente através do local da osteotomia, mas retendo-o sob a membrana sinusal. Os implantes podem ser inseridos imediatamente com esta técnica, desde que exista um mínimo de 5 mm de altura do rebordo alveolar para dar estabilidade inicial aos implantes.[137] (Fig. 9)

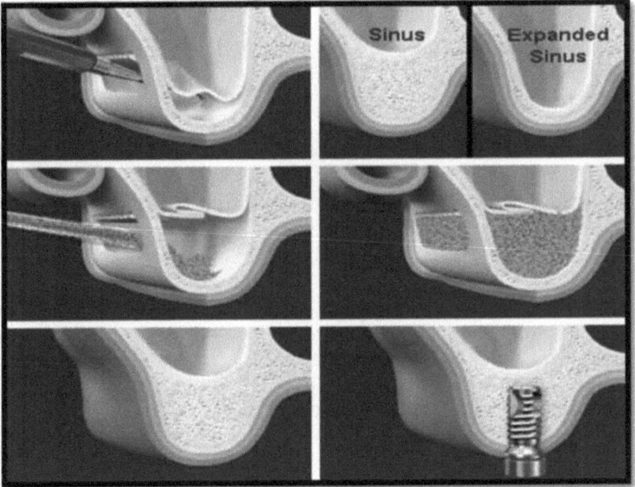

FIG. 9: **PROCEDIMENTO DE ELEVAÇÃO DO PAVIMENTO SINUSAL.**

Transposição de nervosZObliteração

A perda de altura alveolar na parte posterior da mandíbula acaba por comprometer a colocação do implante, a menos que a mandíbula seja larga bucolingualmente e exista espaço para colocar um implante num dos lados do nervo. Na maioria dos casos, isto não é possível e o operador fica com várias opções. A colocação de vários implantes curtos pode fornecer suporte suficiente sem comprometer a restauração do ponto de vista biomecânico.

A alternativa é expor cirurgicamente o feixe dentário inferior e movê-lo para vestibular para permitir a colocação do implante através da maior parte da mandíbula e, assim, conseguir a estabilização bicortical. Trata-se de um procedimento difícil e a morbilidade potencial, em particular a anestesia ou a parestesia do nervo mental, deve ser explicada ao doente. É necessária uma boa exposição da mandíbula, com dissecção completa do nervo mental à medida que este sai do corpo da mandíbula. A placa vestibular é então cuidadosamente removida com brocas e irrigação para facilitar a deslocação do nervo para a face vestibular ao longo da distância necessária. Os implantes podem ser colocados e o nervo pode ser recolocado na proximidade dos mesmos. (Fig. 10)

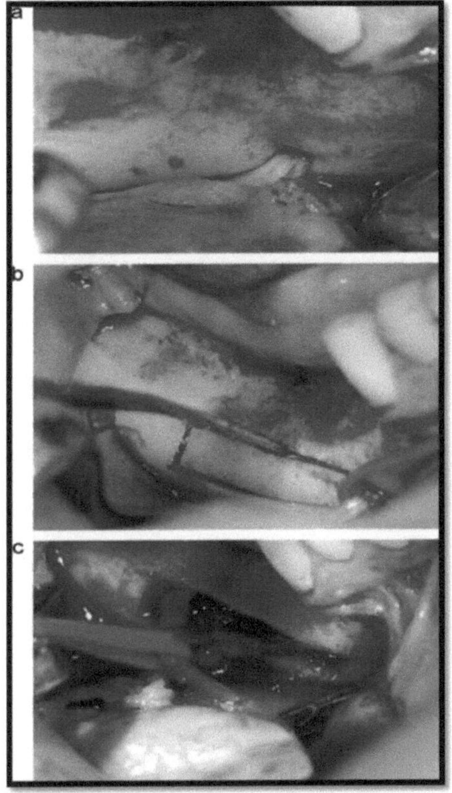

FIG. 10: **NERVE TRANSRQSmQNINGZQBLITERATIQN.**

O único outro feixe neurovascular que normalmente compromete a colocação de implantes é o nervo incisivo na pré-maxila. Este pode ser muito grande e pode limitar a colocação ideal de um implante em qualquer um dos espaços do incisivo central. A remoção do feixe e o preenchimento do canal com enxerto ósseo podem tornar este local passível de tratamento após um período de cicatrização de 3 meses.[137]

Num estudo retrospetivo realizado por **Lorean A et al**[138] , concluiu-se que a transposição e a reposição do NIA são técnicas adjuvantes úteis para o tratamento de mandíbulas edêntulas severamente atróficas ou parcialmente edêntulas com implantes dentários. Outro estudo realizado por **Morrison A et al**[139] também concluiu que a transposição do NIA pode ser efectuada de forma segura e previsível com baixo risco para a sensibilidade do nervo mental.

Amin R e Saeedeh K[140] concluíram que esta técnica pode ser combinada com técnicas ortognáticas para aumentar o efeito da cirurgia ortognática.

Técnicas de enxerto de tecidos moles

Os tecidos moles à volta dos implantes têm um papel funcional e estético. (Fig.11)

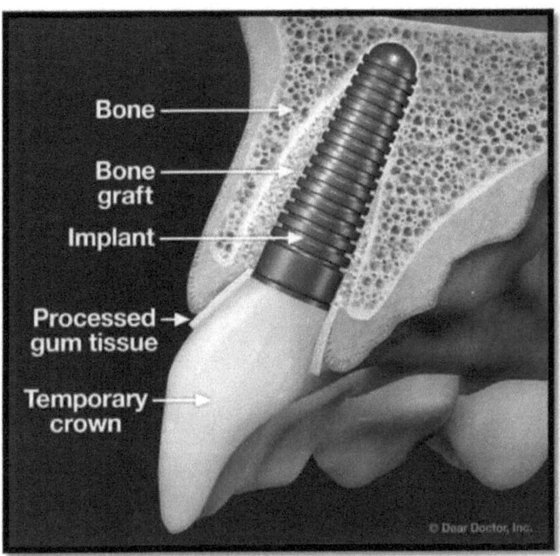

FIG. 11: **ENXERTO DE TECIDOS MOLES.**

Problemas funcionais dos tecidos moles

Os tecidos moles peri-implantares têm as mesmas exigências funcionais que os tecidos em redor da dentição natural. Por conseguinte, têm de suportar o trauma das práticas de higiene oral e as forças exercidas sobre eles durante a mastigação. Por conseguinte, é preferível que os implantes surjam através de uma mucosa queratinizada não móvel. A mandíbula edêntula severamente reabsorvida é frequentemente desprovida de mucosa aderente, e os implantes nestes casos são propensos a inflamação dos tecidos moles e hiperplasias reactivas. Os problemas recorrentes associados a tecidos moles móveis e inflamados são mais bem tratados através da colocação de enxertos gengivais livres retirados do palato e suturados a um leito vascular preparado em redor do implante, da mesma forma que seria feito em redor de um dente.[87]

Problemas estéticos dos tecidos moles

Pequenos defeitos nos tecidos moles, que também podem ter uma deficiência óssea, podem ser considerados inestéticos na fase de avaliação inicial e de planeamento do tratamento, mas deve lembrar-se que esses defeitos serão frequentemente rectificados quando a prótese for colocada. É mais provável que os tecidos moles peri-implantares saudáveis respondam favoravelmente a um bom trabalho protético com uma forma de emergência anatómica.

Otimização dos tecidos queratinizados

Melhorar a condição da mucosa queratinizada antes da cirurgia de implante pode ser uma salvaguarda para a saúde futura do implante e dos tecidos circundantes. A presença de uma zona suficiente de mucosa queratinizada pode minimizar as manipulações dos tecidos moles (especialmente em colocações imediatas de implantes) necessárias para conseguir o fecho primário sobre o futuro local do implante.

Além disso, o novo tecido regenerado preserva a integridade anatómica mucogengival ao seu nível biológico e elimina a possibilidade de reabsorção óssea alveolar pós-extração. Após ter decorrido um período de cicatrização suficiente e ter sido estabelecido um contorno de tecido estável, qualquer excesso de tecido pode então ser aparado ou esculpido até ao nível pretendido.

Brourni A et al[141] efectuaram um estudo sobre a associação entre a largura da mucosa queratinizada e a saúde dos tecidos de suporte dos implantes e concluíram que o aumento da largura da mucosa queratinizada à volta do implante está associado a uma menor perda óssea alveolar média e a melhores índices de saúde dos tecidos moles. A associação entre a mucosa queratinizada e o estado de saúde dos tecidos de suporte à volta dos implantes que suportam as sobredentaduras foi determinada por **Adibrad M et al**[142] e também concluíram que a ausência de mucosa queratinizada adequada à volta das sobredentaduras que suportam implantes estava associada a uma maior associação de placa, inflamação gengival, hemorragia à sondagem e recessão da mucosa.

Técnicas de vedação de soquetes

Esta técnica é utilizada antes da colocação do implante para melhorar a condição do tecido mole na parte superior do orifício do alvéolo, para evitar a reabsorção óssea pós-extração do rebordo alveolar e para melhorar a qualidade do osso no futuro local do implante. A técnica de selagem do alvéolo visa bloquear o alvéolo de um dente extraído imediatamente após a extração do dente. A cirurgia de selagem do alvéolo foi descrita pela primeira vez por **Landsberg e Bichacho** como um método de tratamento para preservar a integridade do rebordo alveolar e inibir a migração epitelial apical para o alvéolo.

No entanto, esta técnica tem os seus defeitos. O enxerto de tecido mole assenta sobre as partículas de enxerto ósseo e não sobre o periósteo. Portanto, o tecido gengival circundante localizado na borda do alvéolo torna-se a única fonte de vascularização para o enxerto gengival livre. Como resultado, o enxerto de tecido mole é propenso a afinamento, necrose e infeção, devido ao fraco fornecimento de sangue ao enxerto. Se o enxerto de tecido mole sobreviver, geralmente não possui a mesma textura ou cor que os tecidos moles circundantes.[87]

Cirurgia de vedação de soquetes modificada

Misch et al.[87] modificaram a técnica de selamento do alvéolo cirúrgico para eliminar os seus inconvenientes e melhorar a sua previsibilidade clínica. A cirurgia de selagem do alvéolo cirúrgico modificada é realizada antes da colocação do implante, de modo a aumentar a quantidade e a qualidade do osso e dos tecidos moles, bem como a preservar a arquitetura biológica original do rebordo alveolar no local da extração do dente. É preferencialmente efectuada quando as paredes do alvéolo estão intactas. Nesta técnica, um enxerto composto, constituído por tecido epitelial, tecido conjuntivo, periósteo, osso cortical e osso esponjoso, é colhido da área da tuberosidade para preencher e selar o alvéolo.

Misch CE também utilizou o fator de crescimento derivado das plaquetas (PDGF) do sangue do próprio doente, que funciona como um quimioatractor das células mesenquimatosas para aumentar a taxa de formação da cartilagem e do osso.[87]

Incisão da papila interproximal com conservante

A abordagem preservadora da papila interproximal durante o primeiro e/ou segundo estágio da cirurgia favorecerá a estética, pois a preservação da papila estabiliza as margens adjacentes da prótese implanto-suportada, reduz a recessão pós-operatória dos tecidos moles e diminui a tendência de perda óssea marginal. O menor tamanho das papilas interproximais, somado à sua natureza delicada, torna-as fáceis de rasgar ou lacerar durante as diferentes etapas de manuseio do retalho.

O desenho do retalho conservador da papila interproximal pode ser utilizado em várias aplicações clínicas; pode ser utilizado na colocação de implantes dentários de rotina, na segunda fase da cirurgia e em procedimentos de enxerto ósseo.[103]

Técnica de Elden-Mejchar modificada

A técnica Elden-Mejchar modificada é um desenho de retalho que é utilizado para a colocação de implantes para criar uma condição óptima da mucosa com estabilidade máxima e profundidade de bolsa reduzida à volta dos implantes dentários. O design do retalho pode ser utilizado como alternativa ao design mucoperiosteal clássico de espessura total utilizado para a colocação de implantes submersos. A vestibuloplastia Elden-Mejchar original foi modificada por Hertel[78] e aplicada a casos totalmente edêntulos que recebem implantes dentários. No entanto, também pode ser utilizada em pacientes parcialmente edêntulos. Os implantes devem ser colocados abaixo do nível da crista óssea para não perfurar a fina mucosa aderente remanescente. O retalho é reposicionado e suturado com material de sutura reabsorvível ao periósteo bucal na sua base; os bordos vestibulares da incisão são então suturados à mucosa adjacente.

As vantagens desta técnica são as seguintes a espessura da mucosa é reduzida a um nível mínimo em torno dos componentes protéticos dos implantes dentários; a banda de tecidos queratinizados é bem preservada; a inserção dos músculos perto do futuro local do implante é eliminada (no caso de pacientes totalmente desdentados); o fecho primário da ferida em cima dos implantes é conseguido, o que favorece a cicatrização; não são necessários procedimentos cirúrgicos adicionais para reparar a altura excessiva dos tecidos moles; será proporcionado mais espaço interarcos para a prótese; e há uma dor pós-operatória reduzida para os pacientes, porque não são permitidas áreas cruentas no pós-operatório.

Por outro lado, o procedimento apresenta um maior risco de perfuração da mucosa durante a elevação do retalho de espessura parcial e de possível descamação dos tecidos moles, uma vez que a ausência do periósteo bucal reduz o fornecimento de sangue ao retalho.[87]

Sigurdsson TJ et al[137] realizaram um estudo para examinar o aumento do rebordo alveolar após a implantação da proteína morfogenética óssea humana recombinante (rhBMP-2) com uma matriz óssea desmineralizada liofilizada alogénica (DBM) misturada com sangue autólogo. Não houve diferença significativa na densidade óssea entre o osso induzido e o osso residual, e os níveis de contacto osso-implante foram semelhantes ($\approx$ 55%). A construção com rhBMP-2 utilizada neste estudo tem potencial para aumentar os defeitos do rebordo alveolar. Além disso, não se pode esperar qualquer diferença nos níveis de osteointegração no osso induzido e residual após um procedimento de duas fases de aumento do rebordo induzido por rhBMP-2 e colocação de implantes dentários.

Froum SJ et al[143] realizaram um estudo que testou a eficácia do plasma rico em plaquetas em três casos de enxertos sinusais bilaterais com enxertos de osso bovino anorgânico que continham um mínimo ou nenhum osso autógeno. A análise histomorfométrica indicou que a adição de plasma rico em plaquetas aos enxertos não fez uma diferença significativa nem na produção de osso vital nem no contacto ósseo interfacial nos implantes de teste.

Leknes KN et al[144] conceberam um estudo para avaliar radiograficamente o potencial de uma superfície de implante de óxido poroso de titânio concebida para o efeito, revestida com proteína morfogenética óssea humana recombinante-7 (rhBMP-7), para estimular o aumento do rebordo alveolar. Os resultados mostraram que os implantes revestidos com rhBMP-7 exibiram uma formação óssea radiográfica robusta. Não se registaram diferenças significativas entre as concentrações de rhBMP-7 em qualquer intervalo de observação.

<u>CICATRIZAÇÃO EM TORNO DE IMPLANTES DENTÁRIOS</u>

A cicatrização é uma série complexa de alterações moleculares que conduzem a uma entidade estrutural e funcional recém-formada. A cicatrização de feridas endósseas pode ser subdividida nas fases de hematoma, resolução do coágulo e migração de células osteogénicas, que conduzem à formação de novo osso no local da ferida. A osteointegração foi definida por Branemark e colaboradores como uma ligação estrutural e funcional direta entre o osso vivo ordenado e a superfície de um implante de suporte de carga imediatamente após a cirurgia e é mantida em equilíbrio dinâmico durante todo o período pós-integração.[145]

Osteoindução e Osteocondução

A indução da formação óssea no local de uma ferida criada cirurgicamente (local do implante) reflecte uma alteração importante no ambiente celular.[145] Davies descreveu a cicatrização óssea peri-implantar como tendo 3 fases distintas: osteocondução, formação óssea de novo e remodelação óssea.[146] Albrektsson e Johanson descreveram os termos osteoindução e osteocondução como fenómenos inter-relacionados, mas não idênticos, que ocorrem durante a cicatrização de feridas ósseas. A osteoindução envolve a conversão fenotípica de células mesenquimais em células formadoras de osso. As células mesenquimatosas primitivas, indiferenciadas e pluripotentes são estimuladas a desenvolverem-se em linhagens de células formadoras de osso, os osteoblastos e os osteócitos. A osteocondução foi definida como crescimento ósseo aposicional que permite a formação de osso numa superfície ou em poros, canais ou tubos.[147] Davies descreveu a formação de osso de novo à volta de implantes endósseos como a formação de uma matriz interfacial mineralizada, equivalente à encontrada no tecido ósseo natural, na superfície do implante.[146]

Osborn e Newesley propuseram que existem dois fenómenos diferentes através dos quais o osso pode ficar justaposto a uma superfície de implante: a osteogénese de contacto envolve a formação de novo osso diretamente na superfície do implante. Observaram que a colocação de implantes no processo alveolar provoca uma sequência de eventos de cicatrização, incluindo necrose e subsequente reabsorção do osso traumatizado à volta do corpo do implante, concomitantemente com a formação de osso novo.[148]

Linha do tempo da osteointegração

Schwartz e Boyan[149] descreveram os eventos envolvidos na aposição óssea em humanos como ocorrendo numa série de fases discretas mas sobrepostas. Imediatamente após a implantação, as proteínas do soro aderem ao implante. Durante os primeiros 3 dias, as células mesenquimais aderem e proliferam. Aos 6 dias, é produzido osteoide. Em 2 semanas, a calcificação da matriz está completa. Durante este período crítico, um implante carregado estaria em maior risco de movimento relativo e seria teoricamente mais suscetível de falhar a osteointegração. Só através da remodelação óssea é que haverá uma substituição gradual do osso peri-implantar, com a possibilidade de formação de novo osso na superfície do implante.

COMPLICAÇÕES DOS IMPLANTES

As complicações podem ocorrer nas fases iniciais do tratamento, quer cirúrgico quer protético, ou após a conclusão do tratamento durante a fase de manutenção.

Sequelas e complicações cirúrgicas

As complicações podem ser minimizadas com[150] :

- Manipulação cirúrgica suave dos tecidos duros e moles
- Evitar a sobre-reflexão dos flaps
- Analgésicos pré-operatórios e pós-operatórios
- Recomendações para utilizar sacos de gelo para reduzir o inchaço
- Esteróides intravenosos em casos mais graves
- Pressão aplicada à ferida no pós-operatório para controlar a hemostase e evitar a formação de hematoma

Deiscência da ferida

A ferida de tecido mole pode romper-se no início após a instalação do implante (por exemplo, particularmente na mandíbula severamente atrófica). Este facto costumava preocupar os clínicos quando levava à exposição da cabeça do implante em sistemas de implantes submersos, mas como agora se demonstrou que estes implantes funcionam em protocolos não submersos, não se considera que seja significativo. Se uma cabeça de implante ficar exposta num caso que foi planeado para ser submerso, é importante manter a área limpa com lavagens anti-sépticas (como Clorexidina 0,2/0,12%).[151]

Falha precoce do implante

A maioria dos insucessos cirúrgicos precoces da osteointegração deve-se a uma técnica cirúrgica deficiente ou à colocação de implantes em osso de densidade muito baixa, ou em áreas com falta de volume ósseo que apenas permitiram a utilização de implantes muito curtos ($\leq$ 7 mm). A falha de osseointegração pode não ser óbvia até o cirurgião efetuar a cirurgia de conexão do pilar ou quando o protésico tenta carregar o implante. Por vezes, é difícil para o clínico avaliar a estabilidade do implante e, ocasionalmente, um pilar solto pode ser mal interpretado como um implante falhado. Nestes casos, o pilar suspeito deve ser apertado e a estabilidade reavaliada.

Na região anterior da mandíbula, a infeção pode propagar-se para a superfície externa da pele, produzindo um trato sinusal desfigurante, fibrose e cicatrizes.[152]

Danos na estrutura neurovascular

A perda de sensibilidade do lábio inferior causada por traumatismo do nervo dentário inferior ou do nervo mentoniano é uma lesão grave. A cirurgia perto destas estruturas é perigosa e deve ser efectuada com muito cuidado, alertando o paciente para as possíveis consequências. Para evitar esta complicação, deve ter em conta os seguintes pontos[152] :

- Evite efetuar incisões de alívio na zona do nervo mental.
- Não coloque incisões na crista sobre a região de um forame mental localizado superficialmente na mandíbula severamente reabsorvida.
- Exponha, identifique e proteja adequadamente o nervo quando estiver a trabalhar perto dele.
- Efectue medições cuidadosas da altura e largura disponíveis do osso acima do canal.
- Evite danos térmicos no osso que fica entre a ponta do implante e o

canal nervoso.

- Deixe uma margem de segurança para erros de medição e uma margem de osso entre a ponta do implante e o canal, que não deve ser inferior a 2 mm.

Avaliações e problemas dos tecidos moles

Número de casos que podem exigir a correção cirúrgica do problema dos tecidos moles:

- Crescimento excessivo dos tecidos moles
- Deficiências dos tecidos moles
- Inflamação / infeção persistente
- Perda óssea contínua (doenças peri-implantares)

Crescimento excessivo dos tecidos moles

Pode necessitar de uma excisão simples, se existir tecido queratinizado apicalmente adequado, ou de uma ressecção em bisel inverso para reduzir o excesso de tecido, mas preservando o tecido queratinizado para produzir uma zona de tecido aderente à volta do pilar.[152]

Deficiências dos tecidos moles

A parte transmucosa da restauração do implante pode emergir através da mucosa não queratinizada, particularmente em situações em que tenha havido uma perda óssea grave, por exemplo, maxilares edêntulos. A mucosa não queratinizada tem um aspeto mais vermelho e delicado do que os tecidos queratinizados e pode não estar ligada ao osso subjacente. Isto pode causar dor e comprometer o controlo da placa bacteriana, particularmente em casos de próteses sobre implantes. A dor e a inflamação persistentes podem ser ultrapassadas através do enxerto de mucosa queratinizada no local, num procedimento idêntico ao enxerto gengival livre, utilizando tecido de dador do palato. Noutras situações, pode dar origem a uma estética comprometida.[18]

Inflamação persistente

Pode surgir uma inflamação ou desconforto persistente devido ao mau posicionamento do implante. Pode ser necessário recontornar os tecidos moles para permitir a limpeza do paciente, o que pode revelar a estética menos satisfatória produzida por um mau planeamento e execução do tratamento. Noutros casos mais graves, a única solução pode ser remover os implantes ou enterrá-los permanentemente sob a mucosa.[153]

Diagnóstico

Por conseguinte, os procedimentos de diagnóstico utilizados à volta dos implantes devem incluir parâmetros sensíveis para detetar sinais e sintomas precoces de infeção. Os procedimentos de diagnóstico peri-implantar podem ter várias funções:

(i)   Rastreio de doenças peri-implantares ou de factores que aumentem o risco de desenvolver uma condição indesejável,

(ii)   Diagnóstico diferencial de peri-implantite e mucosite peri-implantar,

(iii)   Planeamento do tratamento e

(iv)   Avaliação da terapêutica e acompanhamento.

Diagnóstico diferencial de peri-implantite e mucosite peri-implantar

De acordo com a definição, a peri-implantite é um processo inflamatório que afecta os tecidos à volta de um implante osseointegrado em função, resultando na perda de osso de suporte. Assim, o diagnóstico diferencial da peri-implantite deve distinguir entre inflamação reversível dos tecidos moles sem perda de osso de suporte, falhas primárias na integração dos tecidos e problemas sem componente inflamatório. Os clínicos podem atribuir à peri-implantite características anatómicas invulgares, morfologia tecidular invulgar ou exposição de partes do implante devido a reabsorção ou trauma cirúrgico. Este desvio em relação ao esperado pode ou não ser auto-limitado e pode ou não necessitar de correção para permitir um controlo adequado da placa bacteriana.

Adaptado de **Chen e Derby** [152]

Clinical parameters	Peri-implant mucositis	Peri-implantitis
Increased PD	+/-	+
BOP	+	+
Suppuration	+/-	+
Mobility	-	+/-
Radiographic bone loss	-	+

PARÂMETROS DE DIAGNÓSTICO

I. Avaliação da norma de higiene oral

a) Avaliação da placa bacteriana[154]

Score	Mombelli et al. (1987)	Lindquist et al.(1988)
0	No detection of plaque	No visible plaque
1	Plaque only recognized by running a probe across the smooth marginal surface of the implant	Local plaque accumulation
2	Plaque can be seen by the naked eye	General plaque accumulation greater than 25%
3	Abundance of soft matter	

II. Avaliação dos tecidos marginais peri-implantares

a) Doenças das mucosas

Os índices utilizados para avaliar as condições da mucosa marginal em redor dos implantes orais são apresentados abaixo.[146]

Score	Mombelli et al. (1987)	Apse et al. (1991)
0	No bleeding when a periodontal probe is passed along the mucosal margin adjacent to the implant	Normal mucosa
1	Isolated bleeding spots visible	Minimal inflammation with color change and minor edema
2	Blood forms a confluent red line on mucosal margin	Moderate inflammation with redness, edema, and glazing
3	Heavy or profuse bleeding	Severe inflammation with redness, edema, ulceration, and spontaneous bleeding without probing

b) Sondagem peri-implantar

Para além da avaliação dos níveis ósseos em radiografias, a

sondagem peri-implantar tem sido sugerida como um procedimento de diagnóstico útil.[155] A sondagem do sulco peri-implantar com uma sonda periodontal romba e reta permite a avaliação dos seguintes parâmetros:

- Profundidade de sondagem peri-implantar;
- Distância entre a margem do tecido mole e um ponto de referência no implante (medição da hiperplasia ou recessão do tecido mole);
- Hemorragia após sondagem; e
- Exsudação e supuração do espaço peri-implantar.

A gengiva e a mucosa peri-implantar têm muitas características anatómicas em comum. Assim, poder-se-ia esperar que a sondagem periodontal e peri-implantar fornecesse informações de diagnóstico semelhantes relativamente ao estado de saúde de cada tipo de tecido. O tipo diferente de disposição das fibras supracrestais poderia ser uma fonte de diferença na penetração da sonda. No entanto, um estudo recente relatou que a extensão da sonda era semelhante em ambos os implantes e dentes e correspondia à dimensão do epitélio de barreira.[156]

Foram registadas correlações entre o nível de osso, conforme observado nas radiografias, e a extensão da penetração da sonda peri-implantar. No caso de implantes tipo parafuso, a ponta da sonda pareceu parar 1,4 mm coronalmente ao nível do osso, quando foi utilizada a força de sondagem de 0,45 N (Quirynen et al. 1991). Mombelli et al. (1997) analisaram a resistência dos tecidos à sondagem em implantes ITI e referiram que, quando foi utilizada uma força de sondagem de 0,25 N, a distância entre a sonda e o osso foi de cerca de 0,75 mm. A discrepância média entre a penetração da sonda e a localização da margem óssea nas radiografias foi de 1,17 mm em 100 implantes de parafuso oco e cilindro oco não submersos, medida 1 ano após a implantação (Buser et al. 1990). Em geral, os estudos indicaram que os implantes bem sucedidos permitem uma penetração da sonda de aproximadamente 3 mm.[157]

A sondagem peri-implantar também deve incluir a localização da margem do tecido mole em relação a um ponto de referência fixo no implante (por exemplo, ombro do implante para sistemas de implantes não submersos de 1 fase) ou a sua supraestrutura. Foi demonstrado que o PI combinado de boca inteira e os scores BOP, bem como o nível médio de fixação de todos os dentes num grupo de indivíduos parcialmente edêntulos, influenciam significativamente o PD médio e o nível de tecido conjuntivo à volta dos implantes.[158] Se a peri-implantite estiver associada a recessão marginal, então a PD por si só pode não refletir com precisão a perda óssea peri-implantar, enquanto que o aumento da perda do nível de tecido conjuntivo é um sinal definitivo de patologia peri-implantar. Num estudo longitudinal, Bragger et al. (1996) descobriram que o nível de tecido conjuntivo em combinação com os parâmetros radiográficos obtidos 2 anos após a carga do implante eram bons preditores da condição do tecido peri-implantar. As medições repetidas da DP peri-implantar podem ser efectuadas com maior reprodutibilidade através de uma sonda periodontal automatizada de força controlada.[159]

Foi demonstrado que a magnitude da penetração da sonda numa bolsa periodontal depende da força aplicada ao instrumento (Mombelli & Graf 1986). Um estudo concluiu que as medições da profundidade de sondagem peri-implantar são mais sensíveis à variação da força do que a sondagem da bolsa periodontal.[156]

c) Largura da mucosa queratinizada peri-implantar

Warrer K et al[15] 9 inseriram 30 implantes dentários endósseos transmucosos em áreas edêntulas da mandíbula com presença ou ausência de mucosa queratinizada. Para assegurar a acumulação de placa em metade dos implantes, foram colocadas ligaduras de algodão à volta dos implantes na entrada do sulco peri-implantar. A perda de aderência foi medida clínica e histometricamente, e a recessão tecidular foi medida clinicamente. Os implantes ligados sem mucosa queratinizada demonstraram uma recessão significativamente maior e uma perda de fixação ligeiramente maior do que os outros implantes. O resultado sugeriu que a ausência de mucosa queratinizada à volta dos implantes dentários endósseos aumenta a suscetibilidade da região peri-implantar à destruição de tecido induzida pela placa bacteriana.

Wennstrom JL et al[116] avaliaram as condições dos tecidos moles em implantes orais osteo-integrados em relação à largura da mucosa mastigatória. Trinta e nove pacientes que tinham recebido uma reconstrução de ponte fixa de arcada completa ou uma reconstrução parcial num total de 171 implantes ad modum Brânemark foram incluídos no estudo. Foi efectuada uma avaliação da placa bacteriana, gengivite, hemorragia à sondagem, profundidade de sondagem, largura da mucosa mastigatória e mobilidade dos tecidos marginais. Os resultados mostraram que 24% dos locais não tinham mucosa mastigatória e outros 13% dos implantes tinham uma largura inferior a 2 mm. Assim, o estudo não suportou o conceito de que a falta de uma porção anexada da mucosa mastigatória pode comprometer a manutenção da saúde dos tecidos moles à volta dos implantes dentários.

Bouri A et al[159] determinaram se existe uma associação entre a largura da mucosa queratinizada e a saúde dos tecidos de suporte dos implantes. Foram recolhidos dados sobre 200 implantes dentários. Foram medidos parâmetros periodontais, incluindo o índice gengival, o índice de placa, a largura da gengiva queratinizada, a espessura da mucosa queratinizada, o nível ósseo radiográfico e a hemorragia à sondagem. Os autores concluíram que o aumento da largura da mucosa queratinizada à volta dos implantes está associado a uma menor perda óssea alveolar média e a melhores índices de saúde dos tecidos moles.

Adibrad M et al[142] determinaram a associação entre a largura da mucosa queratinizada e o estado de saúde do tecido de suporte em redor de implantes que suportam sobredentaduras. Foram examinados sessenta e seis implantes dentários funcionais. Os parâmetros periodontais medidos incluíram o índice gengival, o índice de placa, a hemorragia à sondagem, a profundidade de sondagem, a recessão da mucosa, o nível de ligação periodontal, o nível ósseo radiográfico e a largura da mucosa queratinizada. Foi encontrada uma correlação negativa entre a largura da mucosa queratinizada e a recessão da mucosa e o nível de inserção periodontal.[160] Assim, a ausência de mucosa queratinizada adequada à volta dos implantes que suportam as sobredentaduras foi associada a uma maior acumulação de placa bacteriana, inflamação gengival, hemorragia à sondagem e recessão da mucosa.

Chung DM et al[161] investigaram a importância da mucosa queratinizada na manutenção de implantes dentários radiculares com diferentes superfícies. Foram avaliados 339 implantes dentários endósseos durante 3 anos em 69 pacientes. A largura da mucosa queratinizada e da mucosa aderida, o índice de placa modificado, o índice gengival, o índice de sangramento modificado, a profundidade de sondagem e a perda óssea média anual foram medidos clínica e radiograficamente. Os resultados demonstraram que a ausência de mucosa queratinizada adequada ou de mucosa aderente em implantes dentários endósseos, especialmente em implantes posteriores, estava associada a uma maior acumulação de placa e inflamação gengival, mas não a mais ABL, independentemente das suas configurações de superfície.

d) Análise do fluido do sulco peri-implantar

Vários mediadores bioquímicos no GCF em torno dos dentes naturais foram identificados como potenciais marcadores do hospedeiro para a atividade e progressão da doença periodontal.[162] Até à data, apenas alguns estudos relataram a associação entre sinais de inflamação peri-implantar e níveis aumentados de mediadores inflamatórios no fluido do sulco peri-implantar (PISF). Numerosas investigações de potenciais marcadores de diagnóstico de condições peri-implantares estáveis e doentes centraram-se na análise do fluido do sulco de vários mediadores, incluindo a atividade da colagenase, gelatinase e elastase;[163] calprotectina e telopeptídeo N-terminal reticulado,[164,165] aspartato aminotransferase,[166,167] mieloperoxidase,[168] catepsina K,[169] metaloproteinases da matriz[170,171] e mediadores pró-inflamatórios como a IL-1β e a PGE2.[172]

Recentemente, um estudo encontrou antioxidantes salivares reduzidos, como o ácido úrico e o ascorbato, em doentes com doença peri-implantar, em comparação com indivíduos saudáveis.[173]

e) Supuração

Os exames histológicos dos tecidos periodontais mostram uma infiltração de neutrófilos sempre que a doença está presente. Foi também demonstrado um elevado número de leucócitos com implantes que apresentam uma inflamação gengival aumentada. Isto sugere que a supuração está associada à atividade da doença e indica a necessidade de terapia anti-infecciosa.[174]

III. Avaliação da interface osso-implante

a) Mobilidade e desconforto dos implantes

A estabilidade primária no momento da colocação do implante foi reconhecida como um pré-requisito importante para a obtenção da osteointegração. O estabelecimento e a manutenção do contacto direto na interface osso-implante são requisitos para o sucesso do implante a longo prazo. A mobilidade do implante é uma indicação de falta de osseointegração. Além disso, a dor ou o desconforto podem estar associados ao aumento da mobilidade do implante e podem ser um dos primeiros sinais que indicam uma falha do implante. O desconforto persistente pode ser evidente muito antes de ser detetável qualquer alteração radiográfica.

No entanto, foram registadas diferenças nos valores de Periotest (PTVs) para implantes na mandíbula e na maxila, com os implantes na maxila a apresentarem *PTVs* significativamente mais elevados. Apesar de algumas afirmações positivas sobre este método. A precisão prognóstica dos PTVs para o diagnóstico de peri-implantite e sinais precoces de falha do implante tem sido criticada devido à falta de resolução, baixa sensibilidade e suscetibilidade às variáveis do operador.[174]

b) Análise da frequência de ressonância (RFA)

Foi desenvolvido um novo dispositivo não invasivo, baseado nos princípios da RFA, para medir a estabilidade primária do implante e monitorizar a estabilidade do implante ao longo do tempo. Este método avalia a rigidez da interface osso-implante através de um transdutor de sinal ligado a um analisador de resposta de frequência (Osstell; Integration

Diagnostics, Goteborg, Suécia). Para além disso, é apresentado um quociente de estabilidade do implante (ISQ) como um número entre 1 e 100. Este valor ISQ foi introduzido para quantificar as medições de frequência dos implantes orais com um intervalo entre 3.500 e 8.500 Hz. Várias investigações[175] demonstraram que o valor ISQ de um implante osseointegrado estável aumenta com o tempo, o que sugere um aumento da área de contacto osso-implante. Por outro lado, a perda de crista óssea à volta dos implantes tem sido correlacionada com a perda de estabilidade dos implantes[176] Uma série recente de investigações concluiu que ambos os dispositivos - Osstell® e Periotest® - são igualmente fiáveis na avaliação da estabilidade dos implantes.[177]

V. Avaliação radiográfica

Originalmente, uma perda média de osso crestal ≥1,5 mm durante o primeiro ano após a carga e ≥0,2 mm/ano depois disso tinha sido proposta como um dos principais critérios de sucesso *(Albrektsson et al. 1986)*.

É de salientar que a evidência radiográfica do contacto osso-implante não implica a osseointegração a nível histológico.[176] Se os parâmetros clínicos indicarem doença peri-implantar, devem ser obtidas radiografias adicionais para avaliar a extensão da perda óssea da crista peri-implantar. Para efeitos de investigação clínica longitudinal, devem ser obtidas radiografias no início e a intervalos de 1, 3 e 5 anos. Posteriormente, devem ser obtidas de 5 em 5 anos se tiver sido demonstrada estabilidade óssea peri-implantar marginal.[177]

VI. Avaliação microbiológica

A cultura bacteriana, as sondas de ADN, a reação em cadeia da polimerase, os anticorpos monoclonais e os ensaios enzimáticos para monitorizar a microflora subgengival foram propostos para determinar um risco elevado de doença periodontal ou peri-implantite. Nalguns estudos, foi possível demonstrar que níveis elevados de P gingivalis, P intermedia e Actinobacillus actinomycetemcomitans aumentavam o risco de maior perda de inserção em pacientes em manutenção.[178]

VI. Avaliação dos factores genéticos

Vários investigadores demonstraram que a peri-implantite e as falhas de implantes parecem agrupar-se em subgrupos de indivíduos e que um doente que tenha perdido um implante corre um risco elevado de sofrer outras perdas de implantes. Estas observações levaram à questão de saber se existe um denominador comum para a suscetibilidade de desenvolver peri-implantite.[178]

Laine ML et al[179] investigaram os polimorfismos do grupo de genes IL-1 em pacientes com peri-implantite. Foram recrutados para o estudo 71 pacientes com peri-implantite em um ou mais implantes, evidenciada por hemorragia e/ou pus à sondagem e perda óssea de >3 fios em implantes Brânemark, e 49 controlos com mucosa clinicamente saudável e sem perda óssea à volta dos implantes. As amostras de colutório foram recolhidas e utilizadas para a genotipagem dos polimorfismos bi-alélicos IL-1 A (-889), IL-1 B (+3953), IL-1B(-511) utilizando a técnica de PCR. Verificou-se que o polimorfismo do gene IL-1RN está associado à peri-implantite e pode representar um fator de risco para esta doença.

Wilson TG e Nunn M[180] investigaram a relação entre o genótipo da interleucina-1 (IL-1), o estado de fumador e a idade do paciente e a sobrevivência de implantes dentários osseointegrados. Vinte e sete pacientes com 33 implantes que tinham sido perdidos ou que tinham pelo menos 50% de perda óssea nas radiografias foram comparados com um grupo de 38 pacientes que não tinham sofrido perda óssea ou de implantes. O tabagismo demonstrou aumentar o risco de fracasso dos implantes num fator de quase 2,5. Os autores concluíram que o risco de fracasso dos implantes aumenta nos doentes com genótipo IL-1 positivo.

Gruica B et al[181] avaliaram o impacto do genótipo IL-1 e do estatuto de fumador no prognóstico e desenvolvimento de complicações de implantes osteointegrados. Foram analisados 180 pacientes e as complicações biológicas foram definidas como condições clínicas com supuração do sulco peri-implantar, desenvolvimento de uma fístula ou peri-implantite com perda óssea radiológica. Os resultados para o grupo de não fumadores não indicaram uma correlação significativa entre as complicações dos implantes e um genótipo IL-1 positivo, mas houve uma associação clara entre um genótipo IL-1 positivo e as complicações dos implantes para os fumadores pesados. Os autores concluíram que existe um efeito sinérgico entre um genótipo IL-1 positivo e o tabagismo que coloca os implantes dentários num risco significativamente mais elevado de desenvolver complicações biológicas durante a função.

GESTÃO

Estratégias de tratamento

A decisão sobre as estratégias de tratamento baseia-se no diagnóstico e na gravidade da lesão peri-implantar. A mucosite peri-implantar e as formas incipientes de peri-implantite requerem medidas menos extensas do que as lesões avançadas de peri-implantite com perda óssea grave. No entanto, em todas as situações de doença peri-implantar, as estratégias de tratamento devem incluir procedimentos de limpeza mecânica (controlo de infeção).

Os procedimentos cirúrgicos são uma opção de tratamento que permite o acesso às superfícies dos implantes que albergam biofilmes.

Terapia

A terapia das infecções peri-implantares tem vários aspectos:

* A remoção de bactérias dentro da bolsa peri-implantar;
* A descontaminação e o acondicionamento da superfície do implante;
* A redução/eliminação de locais que não podem ser mantidos sem placa bacteriana através de procedimentos de higiene oral;
* O estabelecimento de um regime eficaz de controlo da placa bacteriana para prevenir a mucosite e a reinfeção das bolsas residuais;
* A regeneração do osso[182]

Desbridamento mecânico

O estudo de **Karring et al**[182] demonstrou que o desbridamento submucoso por si só, realizado através da utilização de um dispositivo ultrassónico ou de curetas de fibra de carbono, não é suficiente para a descontaminação das superfícies dos implantes com bolsas peri-implantares ≥5 mm e roscas de implante expostas. Os autores sugeriram que o desbridamento mecânico ou ultrassónico, por si só, pode não ser uma modalidade adequada para a resolução da peri-implantite.

Terapia a laser

O laser de Er:YAG e a combinação de desbridamento mecânico/clorexidina são igualmente eficazes aos 6 meses após a terapia na melhoria significativa da PPD e CAL peri-implantar, mas a utilização do laser de Er:YAG proporciona uma redução significativamente maior da hemorragia à sondagem em comparação com a aplicação adjuvante de clorexidina.[178] No entanto, num estudo subsequente, a eficácia do laser Er:YAG pareceu estar limitada a um período de 6 meses, particularmente para lesões de peri-implantite avançadas.[183]

A terapia fotodinâmica (PDT), que envolve a utilização de lasers de baixa potência com comprimento de onda adequado para matar células ou microrganismos previamente tratados com um fármaco fotossensibilizador, tem sido estudada como meio de erradicar bactérias periodontopatogénicas in vivo e in vitro. Recentemente, esta abordagem demonstrou ser útil na redução de microrganismos na peri-implantite em cães[184] . Assim, a utilização do laser Er:YAG parece ser uma modalidade eficaz para o tratamento da peri-implantite a curto prazo, durante 6 meses.[185]

Agentes antimicrobianos e anti-inflamatórios

A irrigação subgengival do espaço peri-implantar com agentes anti-sépticos tem sido defendida por muitos clínicos. Um estudo demonstrou reduções significativas no índice de placa, no índice gengival e no índice de hemorragia em indivíduos que utilizaram um elixir bucal anti-sético para além do seu regime normal de higiene oral.[186] No entanto, mais recentemente, um estudo demonstrou que a adição de clorexidina não parecia melhorar o resultado clínico da terapia em comparação com o desbridamento mecânico isolado.[187]

Um ensaio experimental em animais demonstrou que o tratamento com um AINE (flurbiprofeno) pode diminuir a taxa de perda óssea periimplantar induzida *(Weber et al. 1994,)*.

Descontaminação e condicionamento de superfícies

Os implantes puros feitos de titânio comercialmente puro são cobertos por uma fina camada de dióxido de titânio, que parece promover a osseointegração. A contaminação das superfícies dos implantes resulta aparentemente numa diminuição da energia livre da superfície, o que pode provocar uma reação de corpo estranho. Atualmente, não se sabe até que ponto as superfícies dos implantes têm de ser "virgens" para se obter um resultado clínico previsível e estável após o tratamento.

Os tratamentos com ácido cítrico, gluconato de clorexidina, peróxido de hidrogénio, fluoreto estanoso, tetraciclina HCl ou polimixina B deixaram todos resíduos microscópicos ou resultaram numa perda de rugosidade da superfície dos revestimentos de hidroxiapatite quando observados em SEM. Uma aplicação de 30 a 60 segundos de ácido cítrico deixou uma espessura de revestimento significativamente maior do que todos os outros tratamentos. O significado clínico destes resultados não é claro *(Zablotsky et al. 1992,).*

No entanto, o tratamento com ácido cítrico foi igualmente eficaz em superfícies maquinadas ou de hidroxiapatite.[188] Além disso, verificou-se que a combinação do corante azul de toluidina e do tratamento com laser de díodo é mais eficaz do que o corante ou o tratamento com laser isoladamente em termos de destruição de células bacterianas nas superfícies dos implantes.[189]

Terapia cirúrgica

Quando o processo inflamatório nos tecidos peri-implantares estiver sob controlo, pode tentar-se melhorar ou restabelecer a osteointegração utilizando procedimentos regenerativos. Além disso, alguns cirurgiões preenchem os defeitos com aloenxertos ou aloplastos, enquanto outros preferem enxertos de osso esponjoso autógeno. O enxerto de osso autógeno também foi utilizado em combinação com cola de fibrina enriquecida com plaquetas num modelo animal experimental.[190]

Khoury F e Buchmann R[191] avaliaram os resultados peri-implantares após regeneração óssea guiada com 3 protocolos de tratamento. Em 25 pacientes, 41 defeitos peri-implantares com perda de osso de suporte >50% do comprimento do implante foram tratados com cirurgia de retalho mais enxertos ósseos autógenos isolados mais barreiras não reabsorvíveis ou bioabsorvíveis e terapia antimicrobiana de suporte. Após a cicatrização, as membranas foram removidas e as profundidades de sondagem peri-implantar, os níveis ósseos à sondagem, as pontuações de mobilidade e a altura do defeito intraósseo foram avaliados radiograficamente no início, 6 meses e 1 e 3 anos após a terapia. Os resultados demonstraram que o enxerto ósseo autógeno é um regime de tratamento adequado para aumentar os defeitos peri-implantares formados por crateras abertas.

Roos-Jansâker AM et al[192] compararam duas modalidades de tratamento cirúrgico regenerativo para a peri-implantite. Trinta e seis pacientes com uma perda progressiva de osso combinada com hemorragia e/ou pus à sondagem foram envolvidos no estudo. Em 17 pacientes (Grupo 1), foi colocada uma membrana reabsorvível (Osseoquest) sobre o defeito enxertado. Em 19 pacientes (Grupo 2), o enxerto foi utilizado isoladamente. Os autores concluíram que é possível tratar defeitos peri-implantares com um substituto ósseo, com ou sem uma membrana reabsorvível.

Schwarz F et al[193] avaliaram a cicatrização de defeitos intra-ósseos de peri-implantite após a aplicação de hidroxiapatite nanocristalina (NHA) ou de um xenoenxerto derivado de bovino em combinação com uma membrana de colagénio. Vinte e dois pacientes com peri-implantite moderada (22 defeitos intra-ósseos) foram tratados aleatoriamente com (i) cirurgia de retalho de acesso (AFS) e a aplicação de NHA, ou com AFS e a aplicação de xenoenxerto derivado de bovino em combinação com uma membrana de colagénio. Os parâmetros clínicos foram registados na linha de base e após 6 meses de cicatrização não submersa. Concluiu-se que, 6 meses após a cirurgia, ambas as terapias resultaram em reduções clinicamente importantes da DP e ganhos de CAL.

Schwarz F et al[194] avaliaram os resultados de 2 anos obtidos após o tratamento de lesões de peri-implantite utilizando hidroxiapatite nanocristalina (NHA) ou um mineral ósseo natural em combinação com uma membrana de colagénio (NBM+CM). Vinte e dois pacientes que sofriam de peri-implantite moderada (n=22 defeitos intra-ósseos) foram tratados aleatoriamente com (i) cirurgia de retalho de acesso (AFS) e aplicação de NHA, ou com AFS e aplicação de NBM+CM. Os parâmetros clínicos foram registados na linha de base e após 12, 18 e 24 meses. Verificou-se que ambos os procedimentos de tratamento mostraram eficácia ao longo de um período de 24 meses e que a aplicação de NBM+CM pode resultar num melhor resultado de cicatrização.

Hall EE et al[195] avaliaram e compararam a cicatrização de diferentes materiais de enxerto ósseo adjacentes a implantes dentários endósseos pulverizados com plasma de titânio (TPS). Trinta e dois implantes TPS foram colocados em rebordos mandibulares edêntulos de 4 cães. Foram colocados pensos periodontais nos locais dos defeitos. Os materiais de enxerto testados foram: 1) aloenxerto ósseo canino desmineralizado liofilizado (cDFDBA); 2) grânulos de vidro bioativo de tamanho largo de 90 a 710 microns (BRG); e 3) grânulos de vidro bioativo de tamanho estreito de 300 a 355 microns (NRG). Um local de cada lado da mandíbula não foi preenchido e serviu de controlo. Os resultados indicaram que a percentagem de contacto osso-implante e a percentagem de preenchimento da altura do osso num defeito intraósseo em redor de implantes pulverizados com plasma de titânio são estatisticamente mais elevadas com a utilização de DFDBA, em comparação com o material de vidro bioativo.

Considerando os resultados positivos obtidos com a descontaminação da superfície do implante através da terapia laser, poucos investigadores tentaram avaliar a eficácia da terapia assistida por laser de CO2 em comparação com a terapia convencional, com a utilização concomitante de β-TCP.[196] Embora a terapia com laser pareça ser superior à descontaminação convencional a curto prazo, os autores não conseguiram manter os resultados favoráveis até ao final do estudo.

Para além dos procedimentos regenerativos, os procedimentos cirúrgicos ressectivos associados à implantoplastia podem ter uma influência positiva nas taxas de sobrevivência dos implantes de superfície rugosa afectados por peri-implantite, bem como nos parâmetros clínicos peri-implantares, tais como PPD, supuração e hemorragia do sulco.[197]

Brisman et al[198] relataram que mesmo os dentes tratados endodonticamente assintomáticos com uma aparência radiográfica periapical normal podem ser a causa do fracasso de um implante. Sugeriram que os microrganismos podem persistir mesmo que o tratamento endodôntico tenha sido considerado radiograficamente bem-sucedido, devido a uma obturação inadequada ou selamento incompleto.

Características clínicas

Uma peri-implantite retrógrada é frequentemente acompanhada por sintomas de dor, sensibilidade, inchaço e/ou a presença de um trato fistuloso. A peri-implantite retrógrada também deve ser distinguida da não-integração, que ocorre quando o ápice do implante toca uma raiz adjacente e/ou quando o implante é inserido numa lesão endodôntica ativa de um dente adjacente. Nestas últimas condições, o implante muitas vezes esfolia espontaneamente ou torna-se móvel, revelando a não-integração.

Terapia

A literatura indica que é possível estabilizar/resolver uma infeção periapical ao longo de um implante. Em geral, a seguinte cirurgia pode ser aplicada:[199] Remoção de todos os tecidos de granulação acessíveis após a elevação de um retalho mucoperiosteal completo (local facial do implante envolvido),

- Descobrir todas as roscas expostas do implante (a ressecção do ápice do implante facilita a remoção mecânica completa do tecido de granulação; o titânio pode ser alisado utilizando uma broca de carboneto em comparação com uma broca de diamante, que tem tendência para fragmentar o titânio),

- Curetagem do osso para eliminar completamente os tecidos necróticos,

- Um auto-enxerto ósseo e/ou um FDBA deve então ser colocado no defeito,

- Pode ser utilizada uma membrana oclusiva para cobrir o aspeto facial da zona tratada,

- A ressecção da porção apical do implante pode ser indicada quando a geometria não permite um desbridamento adequado.

- Um implante móvel tem de ser removido imediatamente.

A descontaminação da superfície do implante com tetraciclina também é referida no tratamento desta condição[200] , no entanto, pode não ter qualquer vantagem adicional em relação à irrigação com soro fisiológico e clorexidina (Schou et al. 2003).

Fracturas de implantes

Felizmente, a fratura de um implante é rara. É mais provável que ocorra com:

- Implantes de diâmetro estreito, particularmente quando a espessura da parede é fina

- Carga excessiva

- Perda óssea marginal que progrediu até ao nível de uma fraqueza inerente do implante, frequentemente ao nível da espessura da parede fina ao nível apical do parafuso do pilar.

A fratura do implante raramente pode ser recuperada, e requer que o componente fracturado seja enterrado sob a mucosa ou removido. Esta última pode ser difícil e traumática, exigindo normalmente uma trepanação cirúrgica que pode deixar um defeito considerável.[200]

Apse P et al[201] investigaram os tecidos moles adjacentes aos implantes dentários osteointegrados utilizando métodos clínicos, bioquímicos e microbiológicos em pacientes parcial e totalmente edêntulos. Observou-se uma percentagem mais elevada de Bacteroides de pigmentação preta e de dispersores húmidos (Capnocytophaga) em locais de implantes parcialmente edêntulos quando comparados com locais de implantes edêntulos. Estes resultados indicaram que as fendas à volta dos dentes podem atuar como reservatórios de bactérias que podem colonizar os locais dos implantes.

George K et al[202] efectuaram um estudo para examinar o papel de microrganismos específicos, bem como parâmetros clínicos e microbiológicos em pacientes com peri-implantite. Os resultados demonstraram uma correlação estatisticamente significativa entre a DP e o tempo de presença de um implante. Verificou-se que a mobilidade era maior nos implantes maxilares do que nos mandibulares. Os resultados sugerem que os agentes patogénicos microbianos associados à periodontite ocorrem mais frequentemente em torno de implantes que exibem inflamação gengival e podem contribuir para a peri-implantite.

Buser D Cune MS[203] realizou um estudo retrospetivo que tentou identificar os factores que contribuem para um resultado mau ou excelente no tratamento de implantes sobredentaduras. Foi incluído no estudo um total de 375 implantes, num número igual de pacientes. Relativamente aos preditores de maus resultados, os implantes no maxilar superior foram associados a um pior resultado do que os colocados no maxilar inferior. Além disso, os implantes em pacientes com um historial auto-proclamado de perda de dentes devido a periodontite pareceram ter um resultado de tratamento muito pior do que os implantes colocados em pacientes sem esse historial.

Tillmanns HW et al[204] avaliaram a degradação peri-implantar experimental em redor de diferentes superfícies de implantes (revestidas com HA, TPS e liga de titânio) microbiologicamente, radiograficamente e histologicamente. Os autores não conseguiram mostrar quaisquer diferenças significativas entre os três implantes para a histometria, exceto que a superfície experimental de TPS mostrou um aumento da perda óssea vertical aos 6 meses. A espessura da camada de HA diminuiu nos locais com peri-implantite ativa. Este estudo indicou que todos os implantes eram igualmente susceptíveis à peri-implantite.

Piattelli A et al[205] avaliaram as características histológicas de 230 implantes retirados devido a mobilidade, peri-implantite ou fracturas, num estudo retrospetivo ao longo de um período de 8 anos. Um tecido conjuntivo fibroso denso sem células inflamatórias estava presente na interface nos implantes retirados devido à mobilidade; o osso foi encontrado apenas na parte mais apical. As principais características histológicas da peri-implantite consistiram na presença de um sequestro ósseo perto do implante, muitas bactérias presentes na superfície do implante e um infiltrado inflamatório (macrófagos, linfócitos e células plasmáticas) nas proximidades. A histologia mostrou que, nos implantes removidos por fratura, havia uma percentagem muito elevada (80 a 100%) de osso peri-implantar.

Martins MC et al[206] avaliaram as reacções dos tecidos a quatro superfícies de implantes diferentes no que respeita ao desenvolvimento e progressão da peri-implantite induzida por ligaduras. Em 6 cães de raça mestiça, foram colocados 9 implantes de TPS, 9 revestidos a HA, 9 com ataque ácido e 9 implantes de titânio comercialmente puro na região de pré-molares inferiores. No início e 60 dias após a colocação do implante, foi avaliada a presença de placa bacteriana, vermelhidão da mucosa peri-implantar, BOP, PD, CAL, mobilidade, perda óssea vertical e perda óssea horizontal. Aos 60 dias, os resultados não mostraram diferenças significativas entre as superfícies para qualquer parâmetro durante o estudo. Os dados actuais sugerem que todas as superfícies são igualmente susceptíveis à peri-implantite experimental após um período de 60 dias.

Ferreira SD et al[207] verificaram a prevalência de doença peri-implantar e analisaram as possíveis variáveis de risco associadas à mucosite peri-implantar e à peri-implantite. A prevalência de mucosite peri-implantar e peri-implantite foi de 64,6% e 8,9%, respetivamente. Para além disso, os dados também sugerem que os indivíduos com periodontite, diabetes e má higiene oral são mais propensos a desenvolver peri-implantite.

Discussão

A ciência da implantologia é muito dinâmica. Desde a sua introdução no campo da medicina dentária pelo Dr. Branemark, tem sofrido inúmeras modificações e melhorias. Com cada melhoria e avanço efectuado, a implantologia provou ser uma bênção disfarçada para a sociedade e, por conseguinte, a sua aceitação pela população em geral aumentou amplamente, apesar de ser uma modalidade de tratamento relativamente dispendiosa.

A implantologia dentária é única devido à sua capacidade de conseguir uma substituição ideal dos tecidos perdidos, independentemente da atrofia, doença ou lesão do sistema estomatognático. Este facto aumentou significativamente a aceitação das próteses suportadas por implantes osseointegrados por parte dos pacientes. No entanto, quanto maior for a destruição do sistema estomatognático, mais difícil será a tarefa de reabilitação. Como resultado da disponibilidade atual de ferramentas de diagnóstico avançadas que ajudam no planeamento do tratamento, da melhoria dos desenhos dos implantes, dos materiais e das técnicas em resultado da investigação contínua, muitas situações clínicas difíceis podem ser geridas com sucesso previsível.

Com os avanços tecnológicos, os tratamentos dentários que envolvem implantes dentários ganharam uma maior aceitação por parte dos pacientes. A maior fiabilidade dos implantes, juntamente com uma maior aceitação do tratamento de restauração minimamente invasivo, tornaram o tratamento com implantes a primeira escolha de tratamento oferecida aos pacientes. Mais ensaios clínicos realizados em diferentes implantes disponíveis no mercado, o seu efeito no osso e nos tecidos orais, bem como o desenvolvimento de desenhos de implantes, aumentaram a taxa de sucesso dos implantes para mais de 95%, especialmente na mandíbula anterior, onde a taxa de sucesso é superior a 99%.

A sobrevivência do implante a longo prazo depende do volume dos tecidos duros e moles subjacentes, pelo que estes devem ser restaurados antes ou em simultâneo com a colocação do implante. **Jovanovic SA**[121] discutiu as fases de reconstrução do rebordo, a utilização de enxertos ósseos com ou sem membranas para o aumento dos tecidos duros, a que se segue posteriormente o aumento dos tecidos moles para áreas estéticas.

Podem ser utilizados vários tipos de enxertos ósseos para o aumento local do rebordo, de acordo com **Misch CE e Dietish F**[123], o auto-enxerto actua como um suporte para o crescimento de vasos sanguíneos e como uma fonte de células osteoprogenitoras e moléculas indutoras de osso. O enxerto acaba por ser reabsorvido como parte da renovação normal do osso. Por conseguinte, é considerado como um padrão de ouro. No entanto, devido a certas deficiências, como a morbilidade do local doador, levou ao desenvolvimento e utilização de outros enxertos facilmente disponíveis (aloenxertos, xenoenxertos e aloplastos) que podem ser alternativas de tratamento utilizadas de forma rotineira e segura no consultório dentário.[123] **Levander G et al**[128] efectuaram um estudo sobre várias biocerâmicas ou xenoenxertos que têm sido utilizados para evitar o autoenxerto. No entanto, existem grandes diferenças na química, na micro e macroestrutura e, consequentemente, no desempenho em termos de reabsorção, absorção e regeneração do osso fisiológico. E o autor concluiu que as propriedades mecânicas necessárias para o crescimento e a remodelação óssea e a mecanotransdução devem ser exploradas para permitir o desenvolvimento de andaimes de nova geração.

Foi realizado um ensaio clínico aleatório e controlado por **Christer et al**[127] para comparar a formação óssea à volta de microimplantes com uma superfície jacteada e gravada com ácido, colocados aquando do aumento do pavimento do seio maxilar com um fosfato de cálcio bifásico sintético (BCP) ou osso bovino desproteinizado (DBB). Concluiu-se que, neste caso, a formação de osso novo e o contacto osso-implante à volta dos microimplantes com uma superfície jacteada com ácido foi significativamente maior com partículas de DBB do que com partículas de BCP.

Atualmente, são utilizados vários agentes biológicos para melhorar a osseointegração e acelerar a cicatrização durante a fase inicial de cicatrização após a colocação do implante. Estes agentes incluem BMP's e fracções de sangue como PRP e PRF.

Nas últimas décadas, foram efectuados numerosos estudos para avaliar a eficácia destes agentes biológicos. O estudo de **Froum SJ**[143] testou a eficácia do plasma rico em plaquetas em três casos de enxertos sinusais bilaterais com enxertos de osso bovino anorgânico que continham pouco ou nenhum osso autógeno. A análise histomorfométrica indicou que a adição de plasma rico em plaquetas aos enxertos não fez uma diferença significativa nem na produção de osso vital nem no contacto ósseo interfacial nos implantes testados.

Foi efectuado um estudo por **Boyne PJ et al**[132] em macacos macaca fascicularis (rhesus) machos adultos para observar o efeito de duas gamas de doses de BMP-2 humana recombinante na regeneração óssea, tendo concluído que os rebordos alveolares foram completamente regenerados com restauração do contorno e do osso cortical.

O efeito das BMP na osteogénese mandibular dos pintainhos foi avaliado por **Mina M et al**[133] e concluíram, após o seu estudo alargado sobre o papel das BMP e do FGF, que, ao contrário de outras regiões da mandíbula, as BMP não desempenham um papel significativo na região mediana da mandíbula.

Um estudo foi concebido por **Leknes KN et al**[144] para avaliar radiograficamente o potencial de uma superfície de implante de óxido poroso de titânio concebida para o efeito e revestida com proteína morfogenética óssea humana recombinante-7 (rhBMP-7) para estimular o aumento do rebordo alveolar. Três implantes orais de titânio de 10 mm por quadrante do maxilar foram colocados 5 mm no rebordo alveolar na mandíbula posterior após a extração cirúrgica dos dentes pré-molares. Os implantes foram revestidos com rhBMP-7 a 1,5 ou 3,0mg/ml e foram distribuídos aleatoriamente pelos quadrantes maxilares contralaterais utilizando um desenho de boca dividida. Os resultados mostraram que os implantes revestidos com rhBMP-7 exibiram uma formação óssea radiográfica robusta. Não se registaram diferenças significativas entre as concentrações de rhBMP-7 em qualquer intervalo de observação.

Sigurdsson TJ et al[137] realizaram um estudo para examinar o aumento do rebordo alveolar após a implantação da proteína morfogenética óssea humana recombinante (rhBMP-2) com uma matriz óssea desmineralizada liofilizada alogénica (DBM) misturada com sangue autólogo. Um segundo objetivo foi avaliar o contacto osso-implante em osso induzido. A análise histológica revelou osso induzido denso, tecido e lamelar. Qualquer DBM residual parecia remineralizado, pelo menos em parte. Uma grande parte dos implantes dentários ($\approx$ 70%) foi alojada em osso induzido com evidência de reabsorção crestal limitada. Não houve diferença significativa na densidade óssea entre o osso induzido e o osso residual, e os níveis de contacto osso-implante foram semelhantes ($\approx 55\%$). A construção com rhBMP-2 utilizada neste estudo tem potencial para aumentar os defeitos do rebordo alveolar. Além disso, não se pode esperar qualquer diferença nos níveis de osteointegração no osso induzido e residual após um procedimento de duas fases de aumento do rebordo induzido por rhBMP-2 e colocação de implantes dentários.

Juntamente com várias modalidades regenerativas, as técnicas cirúrgicas avançadas também desempenham um papel importante na determinação da estabilidade a longo prazo e do sucesso da terapia com implantes.

Para além dos métodos convencionais de enxerto ósseo para tratar a falta de osso, a osteogénese de distração pode tornar-se uma alternativa viável. A. **Rachmiel et al**[134] realizaram um estudo no qual 14 pacientes foram submetidos a uma distração alveolar vertical. Em todos os 14 pacientes, observou-se que o osso maduro foi transportado verticalmente e ajudou numa melhor ancoragem do implante.

O desafio da terapia de implantes dentários na maxila posterior levou ao desenvolvimento de novas técnicas para a gestão e tratamento do rebordo alveolar maxilar deficiente.

Embora **Tatum**[135] tenha sido o primeiro a ser creditado com o aumento do seio maxilar para colocação de implantes, **o** artigo **de** referência **de Boyne**[136] descreveu a utilização de enxerto ósseo autógeno com acompanhamento a longo prazo.

Os implantes dentários osteointegrados são frequentemente colocados na parte posterior da mandíbula, principalmente para suportar próteses restauradoras fixas. Em muitos casos, o osso está tão gravemente atrofiado que não é possível colocar fixações suficientemente longas sem invadir o nervo alveolar inferior (NIA).

Num estudo retrospetivo realizado por **Lorean A et al**[138] concluiu-se que a transposição e a reposição do NIA são técnicas adjuvantes úteis para o tratamento de mandíbulas edêntulas severamente atróficas ou parcialmente edêntulas com implantes dentários. Outro estudo realizado por **Morrison A et al**[139] também concluiu que a transposição do NIA pode ser efectuada de forma segura e previsível com baixo risco para a sensibilidade do nervo mental. Também **Amin R e Saeedeh K**[140] concluíram que esta técnica pode ser combinada com técnicas ortognáticas para aumentar o efeito da cirurgia ortognática em alguns casos seleccionados.

A saúde dos tecidos peri-implantares desempenha um papel

importante no resultado a longo prazo dos implantes dentários. A ausência de gengiva queratinizada (KG) pode ser um fator de risco para o desenvolvimento de recessão ou peri-implantite. Uma associação entre a largura da mucosa queratinizada e a saúde dos tecidos de suporte dos implantes foi determinada por **Brourni A et al**[141] e concluiu-se que o aumento da largura da mucosa queratinizada à volta do implante está associado a uma menor perda óssea alveolar média e a melhores índices de saúde dos tecidos moles.

A associação entre a mucosa queratinizada e o estado de saúde dos tecidos de suporte à volta dos implantes que suportam as sobredentaduras foi determinada por **Adibrad M et al**[142] e também concluíram que a ausência de mucosa queratinizada adequada à volta das sobredentaduras que suportam implantes estava associada a uma maior associação de placa, inflamação gengival, hemorragia à sondagem e recessão da mucosa.

A importância da mucosa queratinizada na manutenção de implantes dentários de forma radicular foi investigada por **Chung DM et al**[161] e o resultado demonstrou que a ausência de mucosa queratinizada adequada em implantes dentários endósseos estava associada a uma maior acumulação de placa bacteriana e inflamação gengival, mas não a mais ABL.

No entanto, as condições dos tecidos moles nos implantes orais osseointegrados em relação à largura da mucosa mastigatória foram avaliadas por **Wennstrom JL et al**[173] e o resultado mostrou que 24% dos locais não tinham mucosa mastigatória e outros 13% dos implantes tinham uma largura inferior a 2 mm. Assim, o estudo não apoiou o conceito de que a falta de uma porção anexada da mucosa mastigatória mantinha a saúde dos tecidos moles em redor dos implantes dentários.

Foi realizado um estudo por **Martinez SP, Froum J et al**[143] para analisar a elevação indireta do seio maxilar sem a utilização de material de enxerto ósseo e foi demonstrado que houve um ganho na altura residual da crista óssea após a elevação do seio maxilar sem material de enxerto ósseo e foi sugerido que a elevação indireta do seio maxilar sem a utilização de material de enxerto ósseo pode ser uma técnica cirúrgica válida e que o material de enxerto não é necessário para promover a osteointegração e manter um volume ósseo ótimo em redor do implante, enquanto a ausência de enxerto também reduz o risco de infeção.

Jian S, Tatum H et al[135] efectuaram um estudo sobre a elevação do seio maxilar utilizando enxerto ósseo autógeno em aumentos e concluíram que o enxerto ósseo autógeno proporciona um resultado satisfatório, mas requer um protocolo rigoroso antes e durante a cirurgia para assegurar uma ancoragem duradoura à prótese. Outro estudo, realizado por **Misch CM**[87] , também concluiu que o enxerto ósseo autógeno oferece um método previsível e bem comprovado para o aumento do rebordo e a reparação de defeitos para a colocação de implantes dentários. **Raghoebar GM, Boyne PJ et al realizaram** um estudo sobre o enxerto ósseo maxilar para a inserção de implantes endósseos em[136] e concluíram que o enxerto ósseo do pavimento do seio maxilar com osso autógeno para a inserção de implantes é uma modalidade de tratamento fiável com bons resultados a longo prazo.

Conclusão

A medicina dentária de implantes mudou significativamente nos últimos 40 anos. Aquando da introdução do princípio da osteointegração, a colocação e a restauração de implantes eram realizadas maioritariamente por especialistas, mas atualmente estes tratamentos são cada vez mais realizados por dentistas generalistas. Também se assistiu a uma clara mudança nas indicações para implantes, de próteses totais fixas para sobredentaduras e, mais tarde, para pontes parciais e implantes solitários. Inicialmente, os implantes eram colocados apenas em locais de extração cicatrizados com parâmetros ósseos convenientes (altura óssea ≥ 10 mm e largura óssea ≥ 7 mm), e eram carregados após um período de cicatrização submerso, mas estes pré-requisitos foram agora parcialmente abandonados. Ao mesmo tempo, os pacientes tornaram-se mais exigentes, com pedidos de tratamento mais rápido e com expectativas estéticas claramente mais elevadas.

As melhorias de diagnóstico em implantologia incluem a introdução da tecnologia de tomografia computorizada. O clínico obteve subitamente a capacidade de examinar a anatomia da mandíbula com mais pormenor. A identificação de foraminas linguais, de um forame mental duplo, de um corte inferior na área canino-premolar da mandíbula, de uma extensão do canal alveolar até à linha média, de patologia sinusal, de um canal naso-palatino alargado, de uma artéria por baixo do canino maxilar ou na parede lateral do seio, etc., tornou o planeamento do tratamento mais difícil, mas também reduziu o risco de perturbações neurovasculares e/ou hemorragias graves. Uma análise tridimensional do osso maxilar e dos tecidos moles circundantes tornou possível a cirurgia guiada.

As melhorias na topografia da superfície dos implantes e no macro e microdesign facilitaram o processo de osseointegração e abriram caminho a novos conceitos em implantologia, tais como implantes curtos, carga imediata e colocação imediata. No entanto, a colocação imediata pode nem sempre ser tão bem sucedida, do ponto de vista estético, como a abordagem convencional à terapia com implantes, e o ambiente genético/hospedeiro (por exemplo, resposta imunitária de qualidade) (por exemplo
Periodontopatógenos e bactérias benéficas) Estilo de vida (tabagismo, higiene oral, dieta e stress) Hardware (implante/pilar jateado e gravado com ácido, conexão, plataforma, etc.) Procedimento (regeneração óssea guiada, tipo de restauração, cimentada/aparafusada, etc.) Tecido duro/mole (densidade, vascularização, espessura da mucosa, etc.)

A regeneração óssea guiada está a tornar-se uma opção de tratamento aceite, quer antes, quer em simultâneo com a inserção de implantes. A utilização de membranas de barreira reabsorvíveis pode simplificar os procedimentos cirúrgicos, mas requer uma atenção cuidadosa às novas directrizes, tal como salientado neste volume. Atualmente, é geralmente aceite que o aumento ósseo horizontal é uma terapia previsível, mas o mesmo não acontece com o aumento vertical.

Os actuais avanços na implantologia são negativamente afectados por uma alta prevalência inesperada de peri-implantite. Uma vez que não existe atualmente nenhum tratamento bem definido para travar a peri-implantite ou para regenerar o osso perdido devido à infeção, a prevenção da peri-implantite torna-se ainda mais importante. Finalmente, é sempre importante manter o paciente no centro de qualquer planeamento de tratamento e considerar cuidadosamente os seus desejos e expectativas especiais. Nem todos os pacientes necessitam de uma restauração fixa.

Referências

1. **Hingorani D.** O papel do Periodontista na Implantologia. J Ind Soc Peridontol 2003;6:23-26.

2. **Tatum OH.** O sistema de implantes Omni. Congresso de Implantes de Albama, Ala, Birmingham 1988:156-164.

3. **Kelly E.** Alterações causadas por uma prótese parcial removível mandibular que se opõe a uma prótese completa maxilar. J Prosthet Dent 1978;27:140-150.

4. **Misch CE.** Prótese maxilar oposta a uma prótese de implante. Contemporary implant dentistry, 2nd edition, Misch CE, St Louis 1999:145-162.

5. **Albrektsson T, Isidor E.** Relatório de consenso da sessão W. Actas do Primeiro Workshop Europeu de Periodontologia. Londres: Quintessence 1994:365-369.

6. **Meschenmoser A, d'Hoedt B, Meyle J, Elbner G, Korn D, Hammerle H, et al.** Efeitos de vários procedimentos de higiene nas características da superfície de pilares de titânio. J Periodontol 1996;67;229-235.

7. **Ring ME.** Mil anos de implantes dentários: uma história definitiva - Parte 1. Compêndio 1995;16:1060-1069.

8. **Ring ME.** Mil anos de implantes dentários: uma história definitiva - Parte 2. Compêndio 1995;16:1132-1142.

9. **Schnitman PA, Shulman LB.** Implantes dentários: benefícios e riscos. Actas de uma Conferência de Desenvolvimento de Consenso NIH-

Harvard, Departamento de Saúde e Serviços Humanos dos EUA. 1980;81:1531-1536.

10. **Bernard, Carranza, Jovanovic.** Aspectos biológicos dos implantes dentários. Clinical Periodontics 1986;10:882-883.

11. **Weiss CM, Judy K.** Considerações cirúrgicas e de design modernas e indicações clínicas para implantes subperiosteais, Implantologist. 1978;1:3-11.

12. **James RA.** Tissue behavior in the environment produced by permucosal devices, The Dental Implant, Littleton, Mass 1985;8:332-423.

13. **Linkow LI.** Tendências evolutivas do design do implante subperiosteal mandibular. J Oral Implantol. 1983;11:402-438.

14. **Kay JF, Golec TS, Riley RL.** Implantes dentários subperiosteais revestidos a hidroxiapatite: fundamentação do desenho e experiência clínica. J Prosthet Dent. 1987;58:339-343.

15. **Boyne PJ, James RA.** Avanços na reconstrução de implantes subperiosteais. Dent Clin North Am. 1986;30:259-268.

16. **Schou S, Pallesen L, Hjorting-Hansen E, Pedersen CS, Fibaek B.** Uma história de 41 anos de um implante subperiosteal mandibular. Clin Oral Implant Res, 2000;11:171-178.

17. **Moore JD e Hansen AP.** Uma revisão retrospetiva descritiva de 18 anos de implantes subperiosteais para pacientes com mandíbulas edêntulas gravemente atrofiadas. J Prosthet Dent 2004;92:145-150.

18. **Markiewicz MR, Nishiyama K, Yago K, Okada M, Asanami S, Yoshinari M, et al.** Fístula orocutânea drenante associada a um implante subperiosteal falhado: relato de um caso. J Oral Implantol. 2007;33:347-352.

19. **Zwerger S, Abu-Id MH, Kreusch T.** Resultados a longo prazo da colocação de implantes subperiosteais: relato de doze casos de pacientes. Mund Kiefer Gesichtschir 2007;11:359-362.

20. **Pequeno IA.** A placa óssea mandibular: a sua utilização e vantagens na cirurgia reconstrutiva. Dent Clin North Am 1986;30:175-196.

21. **Adell R, Lekholm U, Rockler B.** Um estudo de 15 anos de implantes osseointegrados no tratamento do maxilar desdentado. Int J Oral Surg 1981;10:387-416.

22. **Branemark PI.** Ancoragem intra-óssea de próteses dentárias. Estudos experimentais. Scand J Plast Reconstr Surg 1969;3:81-100.

23. **Schroeder A, Pohler O, Sutter F.** Reação dos tecidos a um implante de um cilindro oco de titânio com uma camada de pulverização de superfície de titânio. SSO Schweiz Monatsschr Zahnheilkd 1976;86:713-727.

24. **Schroeder A, Stich H, Straumann F.** A acumulação de osteocemento à volta de um implante dentário sob carga física. SSO Schweiz Monatsschr Zahnheilkd 1978;88:1051-1065.

25. **Hermann JS, Cochran DL, Nummikoski PV.** Alterações da crista óssea em redor de implantes de titânio: uma avaliação radiográfica de implantes submersos e não submersos sem carga na mandíbula canina.

J Periodontol 1997;68:1117-1130.

26. **Hermann JS, Buser D, Schenk RK.** Alterações da crista óssea em redor de implantes de titânio. Uma avaliação histométrica de implantes submersos e não submersos sem carga na mandíbula canina. J Periodontol 2000;71:1412-1424.

27. **Heydenrijk K, Raghoebar GM, Meijer HJA, Van der RWA, Van WAJ.** Implantes de duas partes inseridos num procedimento de uma ou duas fases. Um estudo prospetivo comparativo. J Clin Periodontol 2002;29:900-909.

28. **Steflik DE.** Osteogénese na interface de implantes dentários: observações de microscopia eletrónica de alta voltagem e de microscopia eletrónica de transmissão convencional. J Biomed Mater Res 1993;27:791-798.

29. **Weiss CM, Judy K.** Técnica melhorada de estabilização endodôntica: Considerações biofuncionais, Quintessence Int 1975;6:1-10.

30. **Roberts HD, Roberts RA.** O implante endósseo do ramo, J Calif Dent Assoc 1970;38:57-65.

31. **Charles MW.** A base fisiológica, anatómica e física da conceção de implantes endósseos orais. J Implant Dent 1992;1;9-17.

32. **Kieswetter K, Schwartz Z, Dean DD e Boyan BD.** O papel das características da superfície do implante na cicatrização do osso. Crit Rev Oral Biol Med 1996;7:329-345.

33. **Branemark PI, Hansson B, Adell R.** Implantes osseointegrados no tratamento de maxilares edêntulos: Experiência de um período de 10

anos. Almqvist & Wiksell, Estocolmo. 1977;10:52-57.

34. **Kent JN, Block MS.** Implantes revestidos com HA bioinegrado em observações clínicas de 5 anos. J Am Dent Assoc 1990;121:138-144.

35. **Rams TE, Roberts WE.** Achados clínicos e microbiológicos de implantes dentários humanos recém-inseridos revestidos com HA e titânio puro. Clin Oral Implant Res 1991;2:121-134.

36. **Mueller WD, Gross U, Fritz T, Voigt C, Fisher P, Berger G, et al.** Avaliação da interface entre as superfícies de osso e titânio que estão a ser jateadas com óxido de alumínio ou partículas biocerâmicas. Clin Oral Impl Res 2003;14:349-356.

37. **Zechner W, Tangl S, Furst G, Tepper G, Thams U, Mailath G, et al.** Características de cicatrização óssea de três tipos diferentes de implantes. Clin Oral Imp Res 2003;14:150-157.

38. **Schneider GB.** A rugosidade da superfície do implante afecta a expressão dos genes dos osteoblastos. J Dent Res 2003;82:372-376.

39. **Shalabi MM.** Rugosidade da superfície do implante e cicatrização óssea: uma revisão sistemática. J Dent Res 2006;85:496-500.

40. **Rompen E, Domken O, Degidi M, Pontes AEF, Piattelli A.** O efeito das características do material, da topografia da superfície e dos componentes e conexões do implante na integração dos tecidos moles: uma revisão da literatura. Clin Oral Imp Res 2006;17:55-67.

41. **Vandamme K, Naert I, Sloten JV, Puers R, Duyck J.** Efeito da rugosidade da superfície do implante e da carga na formação óssea peri-implantar. J Periodontol 2008;79:150-157.

42. **Lindquist LW, Carlsson GE, Jemt T.** Associação entre a perda óssea marginal em redor de implantes mandibulares osseointegrados e hábitos tabágicos: Um estudo de acompanhamento de 10 anos. J Dent Res 1997;76:1667-1674.

43. **Jisander S, Grenthe B, Alberius P.** Sobrevivência de implantes dentários no maxilar irradiado: Um Relatório Preliminar. Int J Oral Maxillofac Implants. 1997;12:643-648.

44. **Esser E, Wagner W.** Implantes dentários após cirurgia radical de cancro oral e radioterapia adjuvante. Int J Oral Maxillofac Implants. 1997;12:552-557.

45. **Fujimoto T, Niimi A, Sawai T, Ueda M.** Efeitos da osteoporose induzida por esteróides na osteointegração de implantes de titânio. Int J Oral Maxillofac Implants. 1998;13:183-189.

46. **Granstrom G, Tjellstrom A, Brânemark PI.** Osseointegrado Implantes em osso irradiado: um estudo de caso controlado utilizando a oxigenoterapia hiperbárica como adjuvante. J Oral Maxillofac Surg. 1999;57:493-499.

47. **Bain CA.** Instalação de implantes no paciente fumador Periodontol 2000 2003;33:185-193.

48. **Morris HF, Ochi S, Winkler S.** Sobrevivência de implantes em pacientes com diabetes tipo 2: colocação aos 36 meses. Ann Periodontol. 2000;5:157- 165.

49. **Kovács AF.** Influência da quimioterapia na sobrevivência e sucesso do

implante endosteal em doentes com cancro oral. Int J Oral Maxillofac Surg 2001;30:144-147.

50. **Schwartz D.** Smoking and Complications of Dental Implants (Fumar e Complicações dos Implantes Dentários). J Periodontol 2002;73:153-157.

51. **Reichart PA.** Líquen plano oral e implantes dentários. Relato de 3 casos. Int J Oral Maxillofac Surg 2006;35:237-240.

52. **Yerit KC.** Sobrevivência de implantes em mandíbulas de pacientes com cancro oral irradiados Clin Oral Implants Res. 2006;17:337-344.

53. **Kotsovilis S, Karoussis KI, Fourmousis I.** Uma revisão abrangente e crítica da colocação de implantes dentários em animais e pacientes diabéticos. Clin Oral Imp Res 2006;17;587-599.

54. **Alsaadi G, Quirynen M, Komarek A, Van SD.** Implante de factores locais e sistémicos na incidência de falhas de implantes orais, até à ligação do pilar. J Clin Periodontol 2007;34:610-617.

55. **McGuff SH.** Osteossarcoma maxilar associado a um implante dentário Relato de um caso e revisão da literatura sobre sarcomas relacionados com implantes. J Am Dent Assoc 2008;139:1052-1059.

56. **Stetler KJ, Bissada NF.** Significância da largura da gengiva queratinizada no estado periodontal de dentes com restaurações submarginais. J Periodontol 1987;58:696-700.

57. **Bengazi F, Wennstrom L, e Lekholm U.** Recessão da margem de tecido mole em implantes orais: um estudo prospetivo longitudinal de 2 anos. Clin Oral Implant Res 1996;7:303-310.

58. **Seibert JS, Salama H.** Preservação e Reconstrução do Rebordo Alveolar.J Periodontol 2000;6:69-84.

59. **Jansen CE, Weisgold A.** Planeamento de tratamento pré-cirúrgico para a restauração de implante de dente único anterior. J Oral Implantol Res 1995;16:746-762.

60. **Esposito M, Ekestubbe A, Grondahl K.** Avaliação radiológica da perda óssea marginal nas superfícies dentárias confrontadas com implantes Branemark unitários.J Clin Oral Implant Res 1993;4:151-157.

61. **Tarnow D, Magner A, Fletcher P.** O Efeito da Distância do Ponto de Contacto à Crista Óssea na Presença ou Ausência da Papila Interproximal. J Periodontol 1992;63:995-996.

62. **Misch CE, Judy WMK.** Classificações das arcadas parcialmente edêntulas para a implantologia dentária. Int J Oral Implantol 1987;4:7-12.

63. **Marcus SE, Drury TF, Brown LJ.** Retenção e perda de dentes na dentição permanente de adultos. J Dent Res 1996;75:684-695.

64. **Henry PJ, Laney WR, Jemt T.** Implantes osseointegrados para substituição de um único dente: um estudo prospetivo multicêntrico de 5 anos. IntJ Oral Maxillofac Implants 1996;11:450-455.

65. **Lekholm U, Zarb GA.** Seleção do paciente, próteses integradas em tecido, osteointegração em dentisteria clínica 1985 Chicago: Quintessence1992; 199-209.

66. **Misch CE.** Divisões do osso disponível em Implantologia, Int J Oral Implant 1990;7:9-17.

67. **Schwartz M, Rothman S, Rhodes MS.** Tomografia computorizada, avaliação pré-operatória da mandíbula para cirurgia de implantes endósseos. Int J Oral Maxillofac Implants 1987;2:137-141.

68. **Tyndall DA, Brooks SL, Hill C, Arbor A.** Critérios de seleção para imagiologia do local do implante dentário: Um documento de posição da Academia Americana de Radiologia. Oral Surg Oral Med Oral Pathol Oral Radiol Endod 2000;89:630-637.

69. **Reddy SM, Wang CI.** Determinantes radiográficos do desempenho dos implantes. Adv Dent Res 1999;13:136-145.

70. **Schwartz M, Rothman S, Rhodes MS.** Tomografia computorizada. Avaliação pré-operatória da mandíbula para cirurgia de implantes endósseos. Int J Oral Maxillofac Implants 1987;2:137-141.

71. **Lauterbur PC.** Formação de imagens por interacções locais induzidas: exemplo empregando a ressonância magnética nuclear. Nature J Oral Maxillofac Radiol 1973 242:190-195.

72. **Thompson EO.** Construir e utilizar modelos de diagnóstico. Dent Clin North Am 1963;67-84.

73. **Todd AD, Gher ME, Quintero G.** Interpretação de tomogramas lineares e computorizados na avaliação de locais receptores de implantes. J Periodontol 1993;64:1243-1249.

74. **Jacobs R, Adriansens A, Naert I.** Previsibilidade da tomografia computorizada reformatada para o planeamento pré-operatório de implantes endósseos. J Dentomaxillofac Radiol 1999;28:37-41.

75. **Verstreken K, Van Cleynenbreugel J, Martens K.** Um sistema de

planeamento guiado por imagem para implantes orais endósseos. Trans Med Imaging J Oral Radiol 1998;17:842-852.

76. **Poitras Y.** O modelo cirúrgico da maxila desdentada completa. Congresso Internacional de Implantologia Oral, Monte Carlo, 1996;8:558-660.

77. **Sarment DP, Misch CE.** Modelos scannográficos para novos métodos de planeamento pré-implantação. Int Mag Oral Implantol 2002;1:16-22.

78. **Klein M, Abrams M.** Cirurgia guiada por computador utilizando uma férula cirúrgica fresada por computador. Pract Proced Aesthet Dent 2001; 13:165169.

79. **Eriksson AR, Albrektsson T.** Níveis de limiar de temperatura para lesão do tecido ósseo induzida pelo calor: um estudo vital-microscópico no coelho. J Prosthet Dent 1983;50:101-107.

80. **Solar P, Grampp S, Gsellmann B.** Navegação assistida por computador para cirurgia de implantes orais utilizando reconstrução 3D-CT e projeção de vídeo em tempo real. Computer assisted radiology-CAR, Amesterdão, 1996;7:884-887.

81. **Shapira L.** Implantologia guiada por imagem: orientação em tempo real da cirurgia de implantes dentários no campo operatório utilizando imagens de tomografia computorizada. Actas do 16º Congresso Internacional de Radiologia e Cirurgia Assistidas por Computador, Paris, França, 2002;6:680-702.

82. **Wanschitz F, Birkfellner W, Watzinger F.** Avaliação da exatidão do posicionamento intra-operatório assistido por computador de

implantes orais endósseos na mandíbula edêntula. Clin Oral Implants Res 2002; 13:59-64.

83. **Razavi R, Zena RB, Khan Z.** Avaliação do local anatómico de maxilares edêntulos para colocação de implantes dentários. J Prosthet Dent1995;4:90-94.

84. **Pietrokovski J, Sorin S, Hirschfeld Z.** O rebordo residual em pacientes parcialmente desdentados. J Prosthet Dent 1976;36:150-157.

85. **Desjardins RP.** Próteses integradas em tecido para pacientes edêntulos com relações normais e anormais do maxilar. J Prosthet Dent 1988;59:180-187.

86. **Oikarinen K, Raustia AM, Hartikainen M.** General and local contraindications for endosseal implants: an epidemiological panoramic radiographic study in 65 years old subjects, Comm Dent Oral Epidemiol 1995;23:114-118.

87. **Misch CE.** Densidade do osso: efeito nos planos de tratamento, abordagem cirúrgica, cicatrização e carga óssea progressiva, Int J Oral Implant 1990;6:23-31.

88. **Hebel KS, Gajjar R.** Atingir resultados estéticos superiores: parâmetros para a seleção de implantes e pilares, Int J Dent Symposia 1997;4:42-47.

89. **Verhoeven JW, Cune MS.** Radiografias cefalométricas laterais oblíquas da mandíbula em implantologia: utilidade e exatidão da técnica nas medições da altura do osso mandibular in vivo. Clin Oral Impl Res 2000;11:39-43.

90. **Norton MR, Gamble C.** Classificação óssea: uma escala objetiva da densidade óssea utilizando o exame de tomografia computorizada. Clin Oral Impl Res.2001;12:79-84.

91. **Gray CF, Redpath TW, Smith FW, Staff RT.** Imagiologia avançada: Imagens de ressonância magnética em implantologia Uma revisão: Clin Oral Impl Res, 2003;14:18-27.

92. **Sakakura CE, Morais J, Loffredo LCM, Scaf G.** Um levantamento da prescrição radiográfica na avaliação de implantes dentários. Radiologia Dentomaxilofacial 2003;32:397-400.

93. **Stoppie N, Pattijn, Cleynenbreugel VT, Wevers M, Sloten JV, Naert I, et al.** Parâmetros estruturais e radiológicos para a caraterização do osso maxilar. Clin Oral Impl Res. 2006;17:124-133.

94. **Chen LC, Lundgren T, Hallstrom H, Cherel F.** Comparação de diferentes métodos de avaliação das dimensões do rebordo alveolar antes da colocação de implantes dentários. J Periodontol 2008;79:401-405.

95. **Turkyilmaz I, McGlumphy EA.** Influência da densidade óssea nos parâmetros de estabilidade do implante e no sucesso do implante: um estudo clínico retrospetivo. BMC Oral Health 2008;8:32-37.

96. **Branemark PI, Zarb GA, Albrektsson T.** eds. Osseointegração em Medicina Dentária Clínica. Chicago: Quintessence Publishing 1985;168-174.

97. **Clokie CM.** Estratégias para regeneração óssea e osteointegração em pacientes completamente desdentados. Em: Zarb, G., Lekholm, U.,

Albrektsson, T. & Tenenbaum, H., eds. Envelhecimento, Osteoporose e Implantes Dentários.Chicago 2001;113-124.

98. **Naert I. Gizani S. Van Steenberghe D.** Implantes rigidamente esplintados no maxilar reabsorvido para reter uma sobredentadura articulada: uma série de relatórios clínicos até 4 anos. J Prosthet Dent1998;79:156-164.

99. **Palacci P, Ericsson I.** Esthetic implant dentistry: soft and hard tissue management (Dentisteria estética de implantes: gestão de tecidos moles e duros). Chicago: Quintessence Publishing 2000; 159174.

100. **Eriksson RA, Adell R.** Temperaturas durante a perfuração para a colocação de implantes utilizando a técnica de osseointegração. Int J Oral Maxillofac Surg 1986;44:4-7.

101. **Bahat O.** Planeamento do tratamento e colocação de implantes nos maxilares posteriores: relatório de 732 implantes Nobel pharma consecutivos. Int Oral Maxillofac Impl 1993;8:151-161.

102. **Chaushu G, Chaushu S.** Carga imediata de implantes de um único dente: implantação imediata versus não imediata. Um relatório clínico. Int J Oral Maxillofac Implants 2001;16:267-272.

103. **Jaffin RA, Kumar A, Berman C.** Carga imediata de implantes em maxilares parcial e totalmente edêntulos: Uma série de 27 relatos de casos. J Periodontol 2000;71:833-888.

104. **Van der Zee.** Efeito do GBR e da instalação de acessórios nos níveis gengivais e ósseos nos dentes adjacentes. Clin Oral Impl Res 2004;15:62-65.

105. **Becker W.** Avaliação histológica de implantes após procedimentos cirúrgicos sem retalho e com retalho: Um estudo em caninos. J Periodontol 2006;77:1717-1722.

106. **Hahn J.** Cirurgia de implantes de fase única, carga imediata e sem retalho. J Oral Implantol 2000;26:193-198.

107. **Albrektsson T, Zarb GA, Worthington P.** A eficácia a longo prazo dos implantes dentários atualmente utilizados: Uma revisão e proposta de critérios de sucesso. Int J Oral Maxillofac Implants. 1986;1:1-25.

108. **Misch CE.** A Escala de Qualidade dos Implantes: Uma Avaliação Clínica do Continuum da Doença de Saúde. Saúde Oral. 1998;15:15-25.

109. **Misch CE.** Sucesso, sobrevivência e fracasso dos implantes: O Congresso Internacional de Implantologistas Orais (ICOI) Conferência de Consenso de Pisa Implantologia 2008;17:5-15.

110. **Ericsson I, Nilson H, Lindh T, Nilner K, Randow K.** Carga funcional imediata de implantes dentários unitários Brânemark. Um estudo piloto de acompanhamento clínico de 18 meses. Clin Oral Impl Res 2000;11:26-33.

111. **Hultin M, Gustaffson A, Klinge B.** Avaliação a longo prazo de implantes dentários osteointegrados no tratamento de pacientes parcialmente desdentados. J Clin Periodontol 2000; 27:128-133.

112. **Craig DC, Boyle CA, Fleming GJP, Palmer P.** Uma técnica de sedação para cirurgia periodontal e de implantes. J Clin Periodontol 2000;27:955-959.

113. **Ulbro C, Crossner C-G, Lundgren T, Stalbad P-A, Renvert S.** Implantes osteointegrados num paciente com síndrome de Papillon-Lefevre. Um seguimento de $4^{1/2}$ anos. J Clin Periodontol 2000;27:951-954.

114. **Kahnberg KE.** Procedimento de levantamento do seio maxilar I. Cirurgia numa só fase com transplante ósseo e implantes Clin Oral Impl Res. 2001;12:479-487.

115. **Heydenrijk K, Ragheobar GM, Meijer HJA, Van Winkelhoff A-J, Stegenga B.** Implantes de duas partes inseridos num procedimento de uma ou duas fases. Um estudo prospetivo comparativo. J Clin Periodontol 2002;29:900-909.

116. **Wennstrom JL, Ekkestube A, Grondahl S, Karlsson S, Lindhe J.** Restaurações unitárias suportadas por implantes: um estudo prospetivo de 5 anos. J Clin Periodontol 2005;32:567-574.

117. **Turkyilmaz I.** Resultados clínicos e radiológicos de pacientes tratados com dois protocolos de carga para overdentures mandibulares sobre implantes Branemark. J Clin Periodontol 2006;33:233-238.

118. **Khoury SB, Thomas L, Walters JD, Sheridan JF, Leblebicioglu A.** Cicatrização precoce de feridas após a colocação de implantes dentários numa fase, com e sem profilaxia antibiótica: Um estudo piloto. J Periodontol 2008;79:1904-1912.

119. **Degidi M, Diego N, Pittelli A.** Tecido peri-implantar e níveis ósseos radiográficos no implante unitário imediatamente restaurado: Uma análise retrospetiva. J Periodontol 2008;79:252-259.

120. **Andersson B, Odman P, Widmark G, Waas A.** Substituição de dentes anteriores com implantes em pacientes com uma forma de rebordo alveolar estreita. Um estudo clínico utilizando a regeneração de tecidos guiada. Clin Oral Implants Res 1993;4:90-98.

121. **Jovanovic SA.** Reabilitação óssea para obter uma estética óptima. Pract Periodont Aesthet Dent 1997;9:41-52.

122. **Kenley R, Mar den L, Turek T, Jin L, Ron E, Hollinger JO, et al.** Regeneração óssea. J Biomed Mater Res 1994;28:1139-1147.

123. **Misch CE e Dietsh F.** Materiais de enxerto ósseo em implantologia dentária. Implant Dent 1993;2:158-167.

124. **Becker W, Lynch SE.** Uma comparação de membranas de ePTFE isoladas ou em combinação com factores de crescimento derivados de plaquetas e fator de crescimento semelhante à insulina-1 ou osso liofilizado desmineralizado na promoção da formação óssea em redor de implantes de alvéolos de extração imediata. J Periodontol 1992;63:929-940.

125. **Lane JM.** Substitutos de enxertos ósseos. West J Med 1995;163:565-567.

126. **Becker W, Becker B.** Regeneração de tecidos guiada para implantes colocados em alvéolos de extração e para deiscências de implantes: técnicas cirúrgicas e relatos de casos. Int J Period and Rest Dent 1990;10: 377-391.

127. **Lindgren C.** Histologia clínica de microimplantes colocados em dois biomateriais diferentes. Jornal Internacional de Implantes Orais e

Maxilofaciais.2009;24:1093-1100.

128. **Levander G.** Um estudo sobre a regeneração óssea. Surg Gynecol Obstet 1938;67:705-714.

129. **Lacroix P. Recent** investigations on the growth of bone.Int J Med Science Nature 1945;156:576-579.

130. **Urist MR.** Bone: Formation by autoinduction (Osso: Formação por autoindução). Int J Med Science 1965;150:893-899.

131. **John HD, Brachwitz J.** Experiências práticas com o sistema de recolha de concentrado de plaquetas (3i Implant Innovations). Int J Implantol 2000;4:44-48.

132. **Boyne PJ.** Reconstrução de defeitos mandibulares de descontinuidade em macacos rhesus utilizando rhBMP-2. J Oral Maxillofac Surg 1995;53: 92-98.

133. **Mina M, Wang YH, Ivanisevic AM, Upholt WB, Rodgers B.** Efeitos específicos de FGFs e BMPs na morfogénese mandibular do pintainho. J Periodontol 2002;223:333-352.

134. **Rachmiel A.** Aumento do rebordo alveolar por osteogénese de distração. Int J Oral & Maxillofac Surgery. 2001;220:332-44.

135. **Tatum H.** Reconstruções com implantes na maxila e no seio maxilar. Dent Clin North Am 1986;30:207-229.

136. **Boyne PJ, James RA.** Enxerto do pavimento do seio maxilar com medula e osso autógenos. J Oral Surg 1980;38:613-616.

137. **Sigurdsson TJ, Nguyen S, Wikesjo UME.** Aumento do rebordo alveolar com rhBMP-2 e contacto osso-implante em osso induzido. Int

J Periodontics Restorative Dent 2001;21:461- 473.

138. **Lorean A, Kablan F, Mazor Z, Mijiritsky E, Russe P.** Transposição e reposicionamento do nervo alveolar inferior para colocação de implantes dentários em mandíbulas edêntulas ou parcialmente edêntulas. Int J Maxillofac Surg. 2013;42:656- 659.

139. **Morrison A, Chiarol M, Kirby S.** Função do nervo mental após transposição do nervo alveolar inferior para colocação de implantes dentários. J Can Dent Assoc 2002;86:46-50.

140. **Amin R, Saeedeh K.** Reposicionamento do nervo alveolar inferior e cirurgia ortognática. J Craniofac Surg 2014;25:435-438.

141. **Brourni A, Bissado N, AL - Zahroni MS, Faddoul F, Novnehl I.** Largura da gengiva queratinizada e estado de saúde dos tecidos de suporte à volta de implantes dentários. Int J Oral Implants. 2008;23:323- 326.

142. **Adibrad M, Shahabuei M, Sahabi M.** Significância da largura da mucosa queratinizada no estado de saúde do tecido de suporte à volta de implantes que suportam ovedenturas. J Oral Implantol. 2009;35:232-237.

143. **Froum SJ, Wallace SS, Tarnow DP, Cho SC.** Efeito do Plasma Rico em Plaquetas no Crescimento Ósseo e na Osseointegração em Enxertos de Seio Maxilar Humano: Relato de três casos bilaterais. Int J Periodont Restor Dent 2002;22:45-53.

144. **Leknes KN, Yang J, Qahash M, Polimeni G, Susin C, Wieksjo UME, et al.** Aumento do rebordo alveolar utilizando implantes revestidos com

proteína morfogenética óssea humana recombinante-7 (rh BMP-7/rh OP-1): observações radiográficas. J Clin Periodontol 2008;35:914-919.

145. **Cooper LF.** Determinantes biológicos da formação óssea para a osseointegração: Pistas para futuras melhorias clínicas. J Prosthet Dent 1998;80:439-449.

146. **Davies JE.** Mecânica da integração endóssea. Int J Prosthodont 1998;11:391-401.

147. **Alberktsson T, Johansson C.** Osteoindução, osteocondução e osseointegração. Eur Spine J Oral Surgery 2001;10:96-101.

148. **Raghavendra S, Wood MC, Taylor DT.** Cicatrização precoce de feridas em redor de implantes endósseos: uma revisão da literatura Int J Oral Maxillofac Implants 2005;20:425-431.

149. **Schwartz Z, Boyan BD.** Mecanismos subjacentes na interface biomaterial ósseo J Cell Biochem 1996;56:340-347.

150. **Bing-Chi Wu P, Ching-Wah Yung W.** Factores que contribuem para o insucesso dos implantes Hong Kong Dental J Periodontol 2005;2:12-18.

151. **Lang NP, Wilson TG, Corbet EF.** Complicações biológicas com implantes dentários: sua prevenção, diagnóstico e tratamento. Clin Oral Impl Res 2000;11:146-155.

152. **Chen S, Darby I.** Implantes dentários: manutenção, cuidados e tratamento da infeção peri-implantar. Australian Dental Journal 2003;48:212- 220.

153. **Zitzmann NU, Abrahamsson I, Berglundh T, Lindhe J.** Reacções dos tecidos moles à formação de placa em pilares de implantes com diferentes topografias de superfície. Um estudo experimental em cães. J Clin Periodontol 2002;29:456-461.

154. **Mombelli A, Lang NP.** Parâmetros clínicos para a avaliação de implantes dentários. Periodontol 2000 1994;4:81-86.

155. **Abrahamsson I, Soldini C.** Penetração da sonda nos tecidos periodontais e periimplantares: um estudo experimental no cão beagle. Clin Oral Implants Res 2006;17:601-605.

156. **Mombelli A, Muhle T, Bragger U, Lang NP, Burgin WB.** Comparação da sondagem periodontal e peri-implantar através da análise do padrão de força e profundidade. Clin Oral Implants Res 1997;8:448-454.

157. **Bragger U, Bilrgin WB, Hammerle CHF, Lang NP.** Associações entre parâmetros clínicos avaliados à volta de implantes e dentes. Clin Oral Implants Res 1997;8:412-421.

158. **Christensen MM, Joss A, Lang NP.** Reprodutibilidade da sondagem periodontal automática em torno de dentes e implantes orais osseointegrados. Clin Oral Implants Res 1997;8:455-464.

159. **Bouri A, Bissada N, Al-Zahrani FF, Nouneh I.** Largura da gengiva queratinizada e estado de saúde dos tecidos de suporte em redor de implantes dentários. Int J Oral Maxillofac Implants 2008;23:323- 326.

160. **Zitzmann NU, Scharer P, Marinello CP.** Resultados a longo prazo de implantes tratados com regeneração óssea guiada: Um estudo

prospetivo de 5 anos. Int J Oral Maxillofac Implants 2001;16:355-366.

161. **Chung DM, Oh TJ, Shotwell J, Misch CE, Wang HL.** Significado da mucosa queratinizada na manutenção de implantes dentários com diferentes superfícies. J Periodontol 2006;77:1410-1420.

162. **Ingman T, Kononen M, Siirila HS, Suomalainen K, Sorsa T.** Actividades de colagenase, gelatinase e elastase no fluido sulcular de implantes osseointegrados e dentes naturais. J Clin Periodontol 1994; 21:301-307.

163. **Friedmann A, Friedrichs M, Kaner D, Kleber BM, Bernimoulin JP.** Calprotectina e telopeptídeos N-terminal reticulados no fluido periimplantar e crevicular gengival. Clin Oral Implants Res 2006;17:527-532.

164. **Oringer RJ, Palys MD, Iranmanesh A, Fiorellini JP, Haffajee AD.** C-telopeptide pyridinoline cross-links (ICTP) e agentes patogénicos periodontais associados a implantes orais endósseos. Clin Oral Implants Res 1998;9:365-373.

165. **Paolantonio M, Di Placido G, Tumini V, Di Stilio M, Contento A.** Atividade da aspartato aminotransferase no fluido crevicular de implantes dentários. J Periodontol 2000;71:1151-1157.

166. **Paknejad M, Emtiaz S, Khoobyari MM, Gharb MT, Yazdi MT.** Análise da aspartato aminotransferase e da fosfatase alcalina no fluido crevicular de implantes com e sem peri-implantite. Implant Dent 2006;15:62-69.

167. **Tozum TF, Akman AC, Yamalik N, Tulunoglu I, Turkyilmaz I.**

Análise do processo inflamatório em torno de implantes dentários endósseos e dentes naturais: nível de mieloperoxidase e metabolismo do óxido nítrico. Int J Oral Maxillofac Implants 2007;22:969-979.

168. **Strbac GD, Monov G, Cei S, Kandler B, Watzek G.** Níveis de catepsina K no fluido crevicular de implantes dentários: um estudo piloto. J Clin Periodontol. 2006;33:302-308.

169. **Kivela-Rajamaki M, Maisi P, Srinivas R, Tervahartiala T, Teronen O.** Níveis e formas moleculares de MMP-7 (matrilisina-1) e MMP-8 (colagenase-2) no fluido sulcular peri-implantar humano doente. J Periodontal Res 2003;38:583-590.

170. **Teronen O, Konttinen YT, Lindqvist C, Salo T, Ingman T.** Human neutrophil collagenase MMP-8 in peri-implant sulcus Fluid and its inhibition by clodronate. J Dent Res 1997;76:1529-1537.

171. **Yalcin S, Basegmez C, Mijiritsky E, Yalcin F, Isik G, Onan U.** Deteção dos níveis de prostaglandina E2 no fluido crevicular do implante para a avaliação da saúde peri-implantar: Um estudo piloto. Implant Dent 2005;14:194-200.

172. **Liskmann S, Vihalemm T, Salum O, Zilmer K, Fischer K, Zilmer M.** IL-Caracterização do perfil antioxidante da saliva humana na saúde e doença peri-implantar. Clin Oral Implants Res 2007;18:27- 33.

173. **Wennstrom JL, Palmer RM.** Relatório de consenso da sessão C. In: Lang NP, Karring T, Lindhe J. Proceedings of the 3rd European Workshop on Periodontology. Berlim: Quintessence, 1999:255-259.

174. **Wolff LF, Liljemark W, Pihlstrom BL, Schaffer EM, Aeppli DM,**

Bandt CL, et al. Espécies de Bacteroides de pigmentação escura na placa subgengival de pacientes adultos num programa rigoroso de recolha. J Periodont Res 1988;23:170-174.

175. **Meredith N.** Avaliação da estabilidade do implante como fator determinante do prognóstico. Int J Prosthodont 1998;11:491-501.

176. **Friberg B, Sennerby L, Meredith N, Lekholm U.** Uma comparação entre as medições do binário de corte e da frequência de ressonância dos implantes maxilares. Um estudo clínico de 20 meses. Int J Oral Maxillofac Surg 1999;28:297-303.

177. **Lachmann S , Meredith N, Book K, Friberg B, Jemt T, Sennerby L, et al.** Medições de frequência de ressonância da estabilidade de implantes in vivo. Um estudo transversal e longitudinal das medições da frequência de ressonância em implantes no maxilar edêntulo e parcialmente dentado. Clin Oral Implants Res 1997;8:226- 233.

178. **Weyant RJ, B 0020 0020 urt BA.** Uma avaliação das taxas de sobrevivência e do agrupamento de fracassos dentro do paciente para implantes orais endósseos. J Dent Res 1993;72:2-8.

179. **Laine ML, Leonhardt A , Roos-Jansaker AM, Pena AS, Van Winkelhoff AJ, Winkel EG, et al.** O polimorfismo do gene IL-1 RN está associado à peri-implantite. Clin Oral Implants Res 2006;17:380-385.

180. **Wilson TG, Nunn M.** A relação entre o genótipo periodontal da interleucina-1 e a perda de implantes. Dados iniciais. J Periodontol 1999;70:724-729.

181. **Gruica B, Wang HY, Lang NP, Buser D.** Impacto do genótipo IL-1 e do tabagismo no prognóstico de implantes osseointegrados. Clin Oral Implants Res 2004;15:393-400.

182. **Karring ES, Stavropoulos A, Ellegaard B, Karring, T.** Tratamento da peri-implantite com o sistema Vectors. Um estudo piloto. Clin Oral Implants Res 2005;16:288-293.

183. **Schwarz F, Sculean A, Rothamel D, Schwenzer K, Georg T.** Avaliação clínica de um laser Er:YAG para o tratamento não cirúrgico da peri-implantite: um estudo piloto. Clin Oral Implants Res 2005;16:44-52.

184. **Schwarz F, Bieling K, Bonsmann M, Latz T, Becker J.** Tratamento não cirúrgico de lesões de peri-implantite moderadas e avançadas: um estudo clínico controlado. Clinical Oral Investigations 2006;10:279-288.

185. **Hayek R, Araujo NS, Gioso MA, Ferreira J, Batista-Sobrinho CA.** Estudo comparativo entre os efeitos da terapia fotodinâmica e da terapia convencional na redução microbiana na peri-implantite induzida por ligadura em cães. J Periodontol 2005;76:1275-1281.

186. **Ciancio SG, Lauciello F, Shibly O, Vitello M, Mather M.** O efeito de um enxaguamento bucal antissético na manutenção de implantes: placa bacteriana e tecidos gengivais peri-implantares. J Periodontol 1995;66:962-965.

187. **Porras R, Anderson GB, Caffesse R, Narendran S, Trejo PM.** Resposta clínica a 2 regimes terapêuticos diferentes para tratar a

mucosite periimplantar. J Periodontol 2002;73:1118-1125.

188. **Dennison DK, Hurzeler MB, Quinones C, Caffesse RG.** Superfícies de implantes contaminadas: uma comparação in vitro do revestimento da superfície do implante e das modalidades de tratamento para descontaminação. J Periodontol 1994;65:942-948.

189. **Haas R, Dortbudak O, Mensdorff-Pouilly N, Mailah G.** Eliminação de bactérias em diferentes superfícies de implantes através de fotossensibilização e laser suave. Clin Oral Implants Res 1997;8:249-254.

190. **You TM, Choi BH, Zhu SJ, Jung JH, Lee SH, Huh JY, et al.** Tratamento da peri-implantite experimental utilizando enxertos ósseos autógenos e cola de fibrina enriquecida com plaquetas em cães. Oral Surg Oral Med Oral Pathol Oral Radiol Endod 2007;103:34-37.

191. **Khoury F, Buchmann R.** Terapia cirúrgica da doença peri-implantar: Um estudo de seguimento de 3 anos de casos tratados com 3 técnicas diferentes de regeneração óssea. J Periodontol 2001;72:1498-1508.

192. **Roos-Jansaker AM, Renvert H, Lindahl C, Renvert S.** Tratamento cirúrgico da peri-implantite utilizando um substituto ósseo com ou sem uma membrana reabsorvível: um estudo de coorte prospetivo. J Clin Periodontol 2007;34:625-632.

193. **Schwarz F, Bieling K, Latz T, Nuesry E, Becker J.** Cicatrização de defeitos intra-ósseos de peri-implantite após a aplicação de uma hidroxiapatite nanocristalina (Ostim™) ou de um xenoenxerto derivado de bovino (Bio-Oss™) em combinação com uma membrana de

colagénio (Bio-Gide™). Uma série de casos. J Clin Periodontol 2006;33:491-499.

194. **Schwarz F, Sculean A, Bieling K, Ferrari D, Rothamel D, Becker J, et al**. Resultados clínicos de dois anos após o tratamento de lesões de peri-implantite utilizando uma hidroxiapatite nanocristalina ou um mineral ósseo natural em combinação com uma membrana de colagénio. J Clin Periodontol 2008;35:80-87.

195. **Hall EE, Meffert RM, Hermann JS, Mellonig JT, Cochran DL.** Comparação entre o vidro bioativo e o aloenxerto ósseo desmineralizado liofilizado no tratamento de defeitos intra-ósseos em redor de implantes na mandíbula canina. J Periodontol 1999;70:526-535.

196. **Deppe H, Horch HH, Neff A.** Tratamento convencional versus tratamento assistido por laser de CO2 de defeitos peri-implantares com a utilização concomitante de fosfato beta-tricálcico de fase pura: um relatório clínico de 5 anos. Int J Oral
Maxillofac Implants 2007;22:79-86.

197. **Romeo E, Ghisolfi M, Murgolo N, Chiapasco M, Lops D, Vogel G, et al.** Terapia da peri-implantite com cirurgia ressectiva. Um ensaio clínico de 3 anos em implantes orais rugosos em forma de parafuso. Parte I: resultados clínicos. Investigação Clínica sobre Implantes Orais 2005;16:9-18.

198. **Brisman DL, Brisman AS, Moses MS.** Falhas de implantes

associadas a dentes assintomáticos tratados endodonticamente. J Am Dent Assoc 2001;132:191-195.

199. **Quirynen M, Gijbels F, Jacobs R.** Um local do maxilar infetado que compromete uma osseointegração bem sucedida. Periodontologia 2000 2003;33:129-144.

200. **Ayangco I, Sheridan PJ.** Desenvolvimento e tratamento da periimplantite retrógrada envolvendo um local com uma história de procedimentos de endodontia e apicoectomia falhados: uma série de relatórios. Int J Oral Maxillofac Implants 2001;16:412-417.

201. **Apse P, Ellen RP, Overall CM, Zarb GA.** Microbiota e atividade da colagenase do fluido crevicular no sulco do implante dentário osseointegrado: uma comparação de locais em pacientes edêntulos e parcialmente edêntulos. J Periodont Res 1989;24:96-105.

202. **George K, Zafiropoulos G-GK, Murat Y, Hubertus S, Nisengard RJ.** Estado clínico e microbiológico dos implantes osseointegrados. J Periodontol 1994;65:766-770.

203. **Cune MS, de Putter C.** Uma avaliação estatística de uma única dimensão dos factores de previsão no tratamento implante-sobredentadura. J Clin Periodontol 1996;23:425-431.

204. **Tillmanns HW, Hermann JS, Tiffee JC, Burgess AV, Meffert RM.** Avaliação de três implantes dentários diferentes em peri-implantite induzida por ligadura no cão beagle. Parte II. Histologia e microbiologia. Int J Oral Maxillofac Implants 1998;13:59-68.

205. **Piattelli A, Scarano A, Piattelli M.** Observações histológicas sobre

230 implantes dentários recuperados: 8 anos de experiência (1989-1996). J Periodontol 1998;69:178-184.

206. **Martins MC, Abi-Rached RSG, Shibli JA, Araujo MWB, Marcantonio E.** Rutura experimental do tecido peri-implantar em torno de diferentes superfícies de implantes dentários: avaliação clínica e radiográfica em cães. Int J Oral Maxillofac Implants 2004;19:839-848.

207. **Ferrira CF, Buttendorf AR, Oliveira de Sauza JG, Dalago H, Bianchini MA.** Prevalência de doença periimplantar - Parte 1. J Periodontol. 2014;68:232-238.

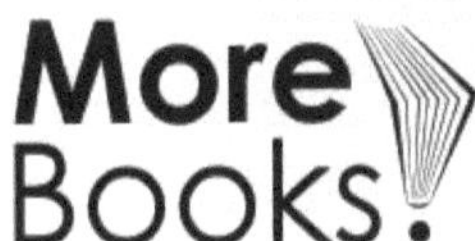

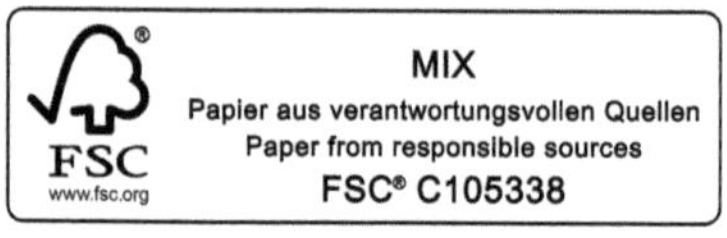

Printed by Books on Demand GmbH, Norderstedt / Germany